Chrut und Uchrut

Kräuterpfarrer Johann Künzle

Chrut und Uchrut

Der Klassiker der Kräuterheilkunde,
aktualisiert und erweitert von Peter Oppliger

at VERLAG

6. Auflage, 2025

Lithos: Vogt-Schild Druck, Derendingen
Druck und Bindearbeiten: AZ Druck und Datentechnik, Kempten
Printed in Germany

ISBN 978-3-03800-085-3

Für Herstellung und Einfuhr in die EU: AT Verlag AG, Bahnhofstraße 41, 5000 Aarau, Schweiz, info@at-verlag.ch; AT Verlag Deutschland, c/o Atmosphären Verlag GmbH, Fruchthof, Gotzinger Straße 52b, 81371 München, Deutschland, info@atverlag.de

www.at-verlag.ch

Der AT Verlag wird vom Bundesamt für Kultur für die Jahre 2021–2025 unterstützt.

Inhaltsverzeichnis

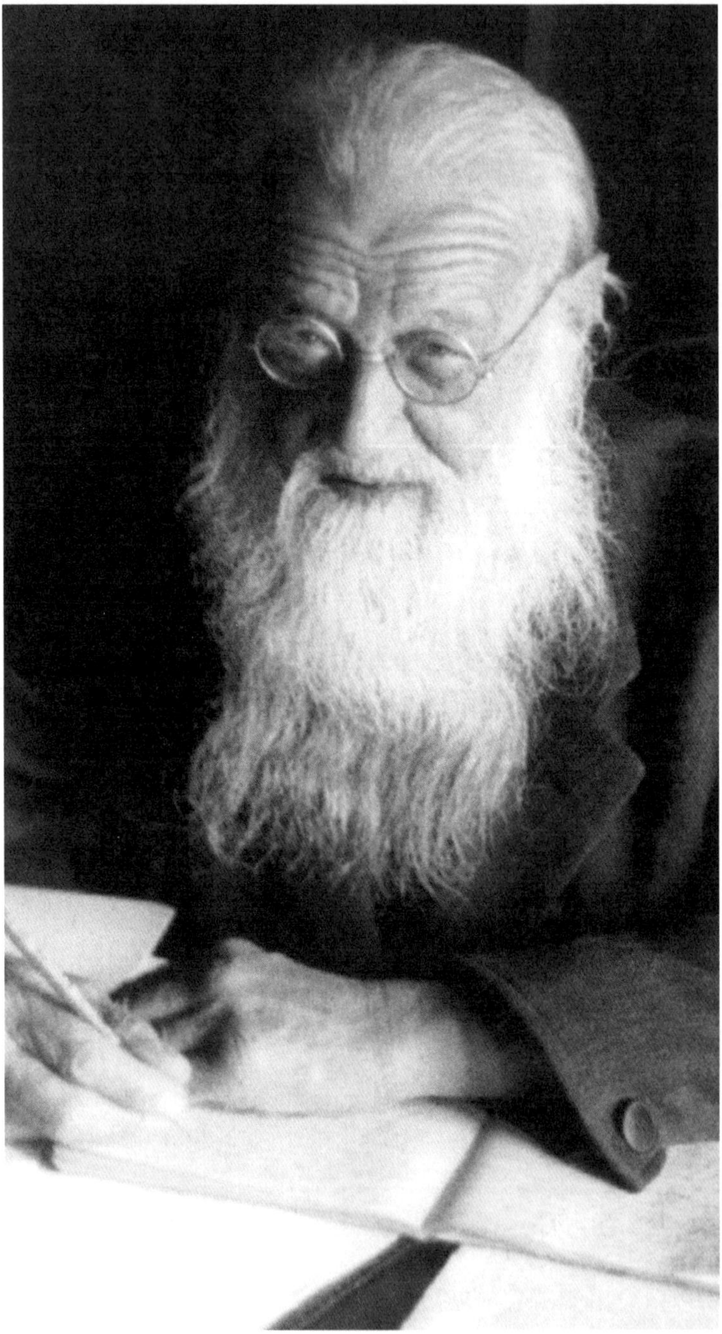

Der legendäre Kräuterpfarrer Johann Künzle (1857–1945).

Vorwort des Herausgebers

Vor fast hundert Jahren, 1911, erschien die erste Ausgabe von «Chrut und Uchrut». Schon der Titel lässt die Naturverbundenheit des Kräuterpfarrers Johann Künzle erahnen, die auch wesentlich den Inhalt dieses Büchleins prägt. Geschrieben wurde es für das Volk, Pfarrer Künzle gab darin praktische Erfahrungen und Anleitungen zur Selbsthilfe wieder; dies war damals eine Notwendigkeit, weil es viel weniger Ärzte gab als heute. Seither hat das Buch über vierzig Auflagen erlebt, die Pfarrer Künzle bis zu seinem Tod im Jahr 1945 zum Teil noch selbst ergänzt hat.

Mit dieser neu überarbeiteten, 43. Auflage des berühmten «Chrut und Uchrut» haben die Leserinnen und Leser einen Gesundheitsratgeber zur Hand, der das Gedankengut des legendären Kräuterpfarrers Künzle in die heutige Zeit überträgt.

Der Titel «Chrut und Uchrut» ist aus verschiedenen Gründen besonders treffend: Einerseits gab es für den Kräuterpfarrer Künzle eigentlich kein Unkraut, da für ihn alle Pflanzen zur Schöpfung gehören, und andererseits brauchte er unzählige Kräuter, die von vielen Menschen, damals wie heute, wider besseres Wissen als Unkraut angesehen wurden und werden. So öffnet dieses Büchlein auch dem modern denkenden Menschen ebenso wie Fachleuten den Weg zu längst vergessenen Heilpflanzen.

Dass ich als überzeugter Vertreter der «modernen» Naturheilkunde den Auftrag zur Überarbeitung dieses Büchleins übernommen habe, zeugt von meiner Hochachtung dem Wissen und Wirken von Pfarrer Künzle gegenüber. Zudem bin ich der Überzeugung, dass ein derart grosses Wissen und eine solche Erfahrung nicht in Vergessenheit geraten dürfen. Kräuterpfarrer Johann Künzle war ein ganzheitlich denkender Mensch und Heilpflanzenspezialist. Sein enormes Wissen und seine fundierten Kenntnisse von Heilmethoden stammen aus der Überlieferung und aus dem Studium der berühmten Kräuterbücher wie jenem von Tabernaemontanus aus dem Jahr 1591, das er intuitiv laufend mit seinen eigenen Beobachtungen ergänzte.

Die Überarbeitung bedeutete für mich, die authentischen Texte möglichst originalgerecht zu übernehmen und sie allenfalls etwas der heutigen Zeit anzupassen. Es wäre meiner Meinung nach falsch oder gar arrogant, den Empfehlungen eines Pioniers der Kräuterheilkunde Ergänzungen hinzuzufügen. Natürlich hat die moderne Kräuterheilkunde, die Phytotherapie, durch neue Erfahrungen, Erkenntnisse und insbesondere auch durch die wissenschaftliche Forschung in der Naturheilkunde heute einen neuen Stellenwert erhalten. Trotzdem ist es äusserst wertvoll, das alte Wissen von Pfarrer Künzle als Ergänzung zur modernen Phytotherapie anwenden zu können. Mit diesem Büchlein soll aber medizinisches Fachwissen, ärztliche Hilfe oder die Konsultation von Spezialisten der modernen Phytotherapie nicht ersetzt werden.

Ich wünsche Ihnen, liebe Leserinnen und Leser, mit dem neuen «Chrut und Uchrut» nicht nur Gesundheit, sondern auch viele interessante Stunden.

Vorwort von Kräuterpfarrer Künzle
Warum ich dieses Büchlein schrieb

Vor Jahren veröffentlichte ich verschiedene Abhandlungen über Kräuter im «Sarganserländer»; nebst dem hielt ich da und dort den Leuten Vorträge über die alten Hausmittel; von allen Seiten drängte man mich, das Beste in einem Schriftchen herauszugeben. Wohl existierten eine Menge Kräuterbücher, allein die meisten sind zu umfangreich und zu teuer, einzelne zu wenig praktisch oder benennen die Pflanzen ausschliesslich mit hochdeutschen Ausdrücken, während bei uns oft andere Namen gebräuchlich sind.

Wenn man mir zuruft: «Schuster, bleib beim Leisten», die Kräuterkunde sei Ärztesache und gehe den Pfarrer nichts an, so kann ich erwidern, dass ich gerade wieder einen Leist aus dem Dunkel herausgezogen habe, auf dem in früheren Zeiten fast alle Landpfarrer gearbeitet haben. Im Mittelalter war jeder Pfarrer etwa Mediziner; jedes Kloster hatte einen Mönch, der sich mit der Kräutermedizin befassen musste; ja sogar Bischöfe scheuten sich nicht, Kräuterbücher herauszugeben. Somit arbeite ich nicht auf gestohlenem Grunde, sondern auf einem alten Erbteil.

Viele Ärzte verweisen zudem die Leute immer auf Hausmittel. Ist's nicht gut, wenn ich da den Leuten den Gebrauch dieser Hausmittel neuerdings zeige? Der Ärzteberuf leidet darunter nicht, denn in das ganze grosse Gebiet der Chirurgie und der Serumbehandlung greife ich nicht ein.

Überdies haben manche Ortschaften zwei bis drei Stunden und noch mehr zum Arzt, und im Wintersturm ist's oft fast unmöglich, den Doktor herbeizuholen; in manchen Fällen, wie Kolik, Blutvergiftung usw., ist das Übel bis zum Eintreffen des Arztes unheilbar geworden; etwas Kräuterkenntnis kann da manchem das Leben retten. Weit entfernt also, Konkurrent der Ärzte zu sein oder gar Gegner. Die Kräuterkunde ist viel älter als die heutige chemische Medizin; sie geht bis hinunter zur Wiege der Menschheit. Selbst den Tieren hat der Schöpfer einen Instinkt gegeben, der sie bei Krankheiten zu gewissen Pflanzen hintreibt. Hund und Katze nehmen Zuflucht zum

Schliessgras oder Knäuelgras, die Mäuse legen sich einen Vorrat an von Pfefferminzwurzeln, die roten Ameisen pflanzen überall auf ihren Wohnungen den Thymian, verwundete Gamsen wälzen sich auf Alpenwegerich usw. Soll der Mensch allein ganz unbehilflich dastehen und zuerst zehn Jahre studieren müssen, bis er sich helfen kann? Unser Büchlein zeigt, dass der Herrgott dem Menschen die besten Heilkräuter in den Weg gelegt hat, vor die Haustüre, in den Garten als unvertilgbares Unkraut, in die nahe Wiese, in den Berg und Wald. Dem Volke zu helfen, ist eine christlich-soziale Tat; mögen daher alle jene, denen das Wohl des Volkes am Herzen liegt und die dazu Zeit und Gelegenheit haben, die alte, vergessene Kräuterkunde studieren und den Leidenden schnelle, wohlfeile, unschädliche Hausmittel reichen. Es gibt dann immer noch Fälle genug, wo diese nicht mehr ausreichen und der Arzt geholt werden muss, der mit allen modernen Hilfsmitteln ausgerüstet ist.
Damit Gott befohlen!

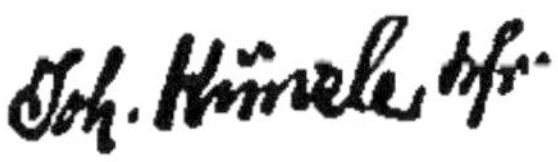

Wangs bei Sargans, im Oktober 1911

Wer war Kräuterpfarrer Künzle?

Vom Bauernbub zum weltbekannten Kräuterpfarrer

Wenn heute immer mehr Menschen wieder natürliche Heilmittel verwenden und sich damit gesund erhalten, verdanken wir das nicht zuletzt auch dem Werk des weltweit bekannten Pfarrer Johann Künzle, der als «Kräuterpfarrer» ein Leben lang zum Wohl der Menschheit gewirkt hat. An der Wende zum 20. Jahrhundert erschienen mehr und mehr chemische Medikamente in den Arztpraxen und Apotheken. Heilpflanzen und Naturheilmittel galten zunehmend als «altmodisch» und gerieten in Vergessenheit. Doch Pfarrer Künzle fühlte sich berufen, die Heilpflanzen als einfaches und wirksames Naturheilmittel bei vielen tausend Kranken, die ihn im Laufe seiner vierzigjährigen Tätigkeit aufsuchten, wieder bekannt zu machen und ihnen damit zu helfen.

Hier die wichtigsten Daten aus seiner Biografie:

1857 wird Johann Künzle in Hinterespen bei St. Gallen geboren. Dort besassen seine Eltern ein kleines Bauerngut; der Vater arbeitete daneben als gelernter Gärtner. Von ihm erhielt der kleine Johann bereits die ersten Heilpflanzenkenntnisse.

1870 starb der Vater. Die älteren Brüder ermöglichten dem lernfreudigen Buben den Besuch des Gymnasiums, das er in der Klosterschule zu Einsiedeln mit der Reifeprüfung abschloss. Dort hatte er das Glück, von einem begabten Botanikprofessor gründlich in die Pflanzenkunde eingeweiht zu werden. Sein Herbarium existiert heute noch.

1877 immatrikulierte er sich an der Universität Löwen zum Studium der Theologie und Philosophie. Der tatkräftige Student versuchte mit dem Schreiben von Zeitungsartikeln, mit Klavierstunden und Kirchendiensten sein spärliches Studiengeld aufzurunden.

1880 im Sommer kehrte er in die Schweiz zurück und trat seinem Wunsch gemäss, Priester zu werden, ins Priesterseminar St. Gallen ein.

1881 wurde er zum Priester geweiht und kam als Kaplan nach Mels, wo ihm seine Mutter den Haushalt führte. In den folgenden Lehr- und Wanderjahren amtierte er in verschiedenen, oft abgelegenen Berggemeinden, wo die Bevölkerung, weit weg von Spitälern und Ärzten, auf medizinische Selbstversorgung angewiesen war. Wo nötig rief man da den Pfarrer zu Hilfe. So sammelte Pfarrer Künzle seine ersten Erfahrungen mit Heilpflanzen. In der freien Zeit verfasste er religiöse Schriften und liess sie in grossen Auflagen (bis zu 100 000) in der Schweiz, in Süddeutschland und Österreich verbreiten.

1896–1907 betreute er die Pfarrei Buchs im Rheintal,
1907–1909 die Pfarrei von Herisau,
1909–1920 das Pfarramt in Wangs bei Sargans.

1911 erschien erstmals sein Heilpflanzenbüchlein «Chrut und Uchrut», das inzwischen, in mehrere Sprachen übersetzt, eine Auflage von über 2 Millionen erreicht und Pfarrer Künzle weltweit bekannt gemacht hat. Das Büchlein und Künzles wachsende Bekanntheit hatten zur Folge, dass immer mehr Menschen im Pfarrhaus in Wangs erschienen, um beim «Kräuterpfarrer» Rat und Hilfe zu holen. Das erregte den Unmut der Ärzte, die sich beim Bischof darüber beklagten.

1921 entschloss sich Pfarrer Künzle, ins Bündnerland, nach Zizers, zu ziehen, das Pfarramt aufzugeben und ausschliesslich als Kräuterkundiger zu wirken. Dagegen wehrten sich aber die Bündner Ärzte.

1922 wurde mit einer Volksabstimmung ein Gesetz angenommen, das ihm die Ausübung der «giftfreien Heilkräuterpraxis» erlaubte. Zuvor musste er aber noch ein Examen vor einem Ärztekollegium absolvieren, das er mit Erfolg bestand.

Täglich besuchten nun Dutzende von Patienten das «Chalet Helios» in Zizers, wo Pfarrer Künzle seine Ratschläge erteilte, seine Teemischungen, Kräutertabletten und Elixiere verschrieb, die dann im Kräuterdepot bezogen werden konnten.
Mit dem farbig illustrierten «Kräuteratlas», heute noch eine praktische Anleitung zum Kräutersammeln, gab er den Bergbauern und Landbewohnern eine Anleitung zum Sammeln von Heilpflanzen in die Hand und forderte sie auf, ihre Ernte zu ihm nach Zizers zu senden. Zeitweise arbeiteten einige hundert Sammler für sein Kräuterdepot. Ab 1935 wurde das Kräuterdepot von Apothekern geleitet, die für die Fabrikation verantwortlich zeichneten. 1939 wurde die Firma Kräuterpfarrer Künzle AG gegründet.

Um 1925 erschien erstmals «Pfarrer Künzle's Volkskalender», der in ländlichen Gegenden der Schweiz, in Baden-Württemberg, Bayern, Vorarlberg und Tirol in riesigen Auflagen verbreitet wurde.

1944 kam «Das Grosse Kräuterheilbuch» als Familienratgeber für gesunde und kranke Tage heraus. Auch dieses Werk hat bis heute eine Auflage von über 200 000 Exemplaren erreicht.

1945 starb Johann Künzle im Alter von 87 Jahren.

1954 siedelte das Unternehmen der Kräuterpfarrer Künzle AG nach Minusio (bei Locarno) über.

1980 wurde die Aktiengesellschaft in eine Stiftung umgewandelt, die mit dem Gewinn des Unternehmens wohltätige Organisationen unterstützt.

Ein wichtiger Pionier der Kräuterheilkunde

In der Geschichte der Naturheilkunde stossen wir immer wieder auf markante Persönlichkeiten, die mit grossem Einsatz die herrschende Meinung zu beeinflussen und neue Ideen durchzusetzen vermochten. Zeitlebens hat Pfarrer Künzle versucht, den Menschen klarzumachen, dass sie nur mit und nicht gegen die Natur leben können. «Glaube an die Heilkraft der Natur», so hiess der Leitsatz, den er mit Worten und Taten seinen Zeitgenossen vorlebte und ihnen damit auch die Zuversicht gab, auf die eigenen Heilkräfte zu vertrauen, die jeder Mensch in sich trägt.

Schon als Student der Klosterschule zu Einsiedeln befasste sich Johann Künzle intensiv mit Botanik und mit den Heilpflanzen. Mit dem Studium alter Kräuterbücher erweiterte er später sein Wissen.

Über vierzig Jahre amtete Pfarrer Künzle dann als Seelsorger in verschiedenen Landpfarreien des Sankt Gallerlandes. Die Not und die Unwissenheit der Menschen spornten ihn an, nicht nur für ihr Seelenheil zu sorgen, sondern ihnen auch beizubringen, wie sie bei Krankheiten mit einfachen Mitteln für ihre Gesundheit sorgen konnten. Noch gab es – besonders auf dem Land – nur wenige Ärzte, und so fragte man eben den Pfarrer um Rat, wenn man seine Gebresten rasch, einfach und billig loswerden wollte. Er zeigte ihnen, wo die natürlichen Helfer in Wiesen und Wäldern zu finden und wie diese zu verwenden waren. Im Gespräch mit den Ratsuchenden sammelte er selbst reiche Erfahrungen in der Volksheilkunde. Rasch verbreitete sich sein Ruf als Kräuterkundiger.

In den Jahren 1911–12 fasste Pfarrer Künzle die gewonnenen Erkenntnisse im Büchlein «Chrut und Uchrut» zusammen. Mit diesem an Umfang bescheidenen, aber eindrücklichen Werk, das rasch europaweit bekannt wurde, hat er seinen weiteren Lebensweg als «Kräuterpfarrer» vorgezeichnet.

An vielen tausend Kranken, die ihn im Laufe von rund dreissig Jahren in Wangs und Zizers aufsuchten, sammelte er medizinische Erfahrungen. Daraus entstand seine «giftfreie Heilkräuterpraxis», deren Erkenntnisse er zuletzt in seinem 1944 erschienenen «Grossen Kräuterheilbuch» niederschrieb. Im ehemaligen Archiv der Pfarrer-Künzle-Stiftung in Minusio zeugten ein paar tausend Dankschreiben von der Tätigkeit des Kräuterpfarrers im Dienste der Volksgesundheit.

Heute, siebzig Jahre nach dem Wirken von Pfarrer Künzle, erhält sein Gedankengut mit dieser aktualisierten Neuausgabe einen neuen

Stellenwert. In einer einfachen, klaren Sprache sind darin die Möglichkeiten und Grenzen der Kräuterheilkunde festgehalten. Der Text fördert im Leser die Erkenntnis, wie viel er selbst für seine Gesundung tun kann.
Zeitlebens hat Johann Künzle versucht, Natur und Mensch einander näher zu bringen. Als Pfarrer und gläubiger Christ war für ihn die Natur «die Schöpfung», das Werk Gottes, und der Mensch ein Teil davon. Auch die Heilkräfte in der Natur gehörten dazu.
Mit seinem segensreichen Wirken hat er den Titel «Pionier der Kräuterheilkunde» verdient. Sein grosses Wissen setzte sich zusammen aus der Überlieferung, dem Studium von alten Kräuterbüchern – hauptsächlich dem berühmten «Tabernaemontanus» aus dem Jahr 1591 – und natürlich aus seiner grossen durch seine Tätigkeit gewonnenen Erfahrung. Dabei ist es kein Geheimnis, dass Pfarrer Künzle zur Diagnose von Krankheiten und der Wahl der Heilmittel seine Taschenuhr als Pendel verwendete.

Helfen ist wichtiger als Predigen

Kräuterpfarrer Johann Künzle war zweifellos eine sehr starke Persönlichkeit mit einer gesunden Selbstsicherheit. Trotzdem war er sehr volksverbunden und «bediente» sich trotz seines Theologiestudiums der Sprache des Volkes. Seine Ausdrucksweise und seine Antworten waren niemals diplomatisch, sondern immer sehr deutlich und zuweilen gar hart. Aus seinen Schriften geht hervor, dass er etwa den Müttern sagte: Eine Mutter, die ihrem Kleinkind Schokolade füttert, ist eine Mörderin.
In gleicher Weise antwortete er Behördevertretern oder der kirchlichen Obrigkeit, die mit seinem Wirken oft nicht einverstanden waren. So soll er seinen Pfarrerkollegen und gar dem Bischof klar und deutlich mitgeteilt haben, er werde mit seiner Heilertätigkeit niemals aufhören und gebe auch ihnen den Rat, dass Helfen wichtiger sei als Predigen. An diesem «Lehrsatz» können sich auch heute noch viele Menschen verschiedenster Berufsgruppen ein Beispiel nehmen.

Wo fehlt's – was hilft?

«Wo fehlt's – was hilft?» Diese Frage stellte Pfarrer Künzle schon in seiner ersten Ausgabe von «Chrut und Uchrut» 1911. Seither wurde sie in den meisten seiner Schriften unzählige Male wiederholt. Und immer gab der berühmte Kräuterpfarrer auch die Antworten, nämlich Ratschläge zur Selbstbehandlung mit einfachen Hausmitteln oder mit den von ihm geschaffenen Produkten.

Er stellte die Frage kurz und bündig auch den vielen tausend Kranken, die ihn in Wangs und Zizers aufsuchten. Aus seinem reichen Erfahrungsschatz stammen die Antworten, von denen wir hier die wichtigsten wiedergeben. Sie sind dem «Grossen Kräuterheilbuch», den verschiedenen Ausgaben von «Chrut und Uchrut» und den vielen «Künzle's Kräuterkalendern» entnommen. In vielen tausend Familien dienten diese Bücher und Broschüren über Jahrzehnte als Gesundheitsratgeber.

Aus den Erfahrungen berühmter Ärzte hat sich in diesem Jahrhundert auch die Seelenheilkunde, die Psychotherapie, entwickelt. Ihren Forschungen verdanken wir Erkenntnisse über das Zusammenwirken von Körper, Geist und Seele beim gesunden wie auch beim kranken Menschen. Wir wissen heute, dass unbewältigte seelische Nöte körperliche Krankheiten auslösen können. Man nennt sie psychosomatische Krankheiten. Und wir wissen auch, wie stark die seelische Verfassung, das seelische Klima, die Gesundheit beeinflusst. Der Mensch kann mit seiner inneren Abwehrbereitschaft Krankheiten abwenden oder mit seiner Krankheitsbereitschaft Krankheiten auslösen.

Aus dieser Sicht erhält die Frage «Wo fehlt's – was hilft?» eine weitere Bedeutung. Sie steht für Abwehrbereitschaft. Wer sich diese Frage stellt und auch darüber nachdenkt, bekundet seine Bereitschaft, wieder gesund zu werden. Dies ist der erste Schritt zu einer erfolgreichen Selbstbehandlung.

Die erste Frage: Wo fehlt's?

In dieser neuen Ausgabe von «Chrut und Uchrut» finden Sie, geordnet nach den Organsystemen, die häufigsten gesundheitlichen Störungen, die meistens mit Erfolg selbst behandelt werden können. Hier werden die Krankheitsbegriffe nach der Lehre des Kräuterpfarrers beschrieben. Dies erleichtert das Verständnis für die empfohlenen Massnahmen.

Es gibt aber auch Beschwerden oder Krankheitsmerkmale, die auf ein gestörtes Allgemeinbefinden hindeuten und sich nicht einem bestimmten Organ zuordnen lassen. Bei plötzlich auftretenden Symptomen wie Übelkeit, Erbrechen, raschem oder mattem Puls, Fieber, Atemnot, Ohnmacht ist sofort ein Arzt zu benachrichtigen bzw. aufzusuchen, der Ratschläge für erste Massnahmen erteilen und Hilfe anordnen kann.

Wenn bei der Selbstbehandlung keine Besserung der Beschwerden spürbar ist oder sich diese sogar verstärken, muss eine ernsthafte Erkrankung befürchtet werden, gegen die der Organismus im Moment zu wenig Abwehrkräfte mobilisieren kann. Diese zu fördern ist das eigentliche Ziel der Selbstbehandlung. Wenn sie nicht zum Erfolg führt, wird der Arzt mit seiner Behandlung versuchen, das gesundheitliche Gleichgewicht wiederherzustellen.

Zur Frage «Wo fehlt's?» gehört auch die Frage nach dem Warum: Was könnte die momentane Gesundheitsstörung verursacht haben? Ist sie etwa selbst verschuldet, durch falsche Lebensweise, körperliche oder geistige Überforderung, Mangel an Ruhepausen, Missbrauch von Genussmitteln oder Medikamenten? Der Organismus will dann mit einer Unpässlichkeit signalisieren, dass er die momentane Belastung nicht verkraften kann, dass der Erkrankte seine Lebenshaltung ändern oder Bedrängnisse aus dem Weg räumen muss.

Die zweite Frage: Was hilft?

Dazu schreibt Pfarrer Künzle: «Wenn Rauch aus dem Kamin ausfährt und du willst diesen Rauch abstellen, dann wirst du wohl kaum aufs Dach steigen und den Rauch oben einfangen wollen. Nein! Du weisst, dass der Rauch vom Feuer herkommt, das im Herd brennt oder mottet; du wirst also das Feuer ausgehen lassen, damit wird auch der Rauch verschwinden. – Nun die Naturmedizin springt nicht dem Rauch nach, sondern sie will das Feuer löschen: Bei Krankheiten behandeln wir nicht ausschliesslich die Organe, in denen die Krankheit sich äussert, sondern wir suchen nach den Ursachen dieser Leiden und bemühen uns, diese zu entfernen. Die Ursache liegt aber meistens gar nicht in den befallenen Organen, sondern zum Beispiel in mangelhafter Tätigkeit der Ausscheidungsorgane, also vorab der Nieren und der Gedärme.»

Das Prinzip der Entschlackung steht seit uralten Zeiten im Mittelpunkt der Naturheilkunde. Die Lehre von den guten und den schlechten Säften beschäftigte schon den griechischen Gelehrten Galenus; sie wurde später von Paracelsus weitergeführt. Die Ärzte des 18. und 19. Jahrhunderts beherrschten die Kunst des Purgierens mit allen möglichen Substanzen. Die Naturheiler unseres Jahrhunderts wurden mit ihren Abführpillen und Abführtees bekannt. In der Tat verschwinden bereits viele Beschwerden, wenn die Ausscheidungsorgane zu vermehrter Tätigkeit angeregt werden. Wenn die Nieren nicht genügend Abbaustoffe ausscheiden, kommt es rasch zu bedrohlichen Störungen; die Darmträgheit ist Ursache vieler Beschwerden, wie Kopfschmerzen, Leberbeschwerden, unreine Haut usw. Der Entlastung der Darmtätigkeit dient auch das Fasten; Appetitlosigkeit ist ein Körpersignal in dieser Richtung.

Schon Pfarrer Künzle empfahl, gleichzeitig innerliche und äusserliche Behandlung zu kombinieren. Auch er wusste bereits um die Heilkraft der Seelenmedizin: «Stimmungen sind von körperlichen Zuständen abhängige Gemütsveränderungen. Leib und Seele sind ein lebendiges Ganzes. Der menschliche Körper ist fortwährenden Änderungen ausgesetzt, die sich notwendig aufs Seelische auswirken müssen. Eine trübselige Stimmung macht den Leib krank; der Magen wird schlaff, man mag nicht mehr essen und lässt den Kopf hängen. Die heitere Stimmung dagegen bringt überall Licht und Sonne hinein und überwindet vieles. Frohheit und Freude sind zwei ganz wichtige Medizinen, ohne die kein Mensch gesund bleibt oder wird.

Ein froher Mensch, der auch noch lachen mag, wo andere weinen, der ruhig und stark seine Krankheit trägt und mit froher Gelassenheit die Tage so nimmt, wie sie der Vater im Himmel sendet, wird eher wieder gesund als ein mürrischer Kauz.»

Zu guter Letzt ist zu bedenken, dass Gesundheit kein Zustand ist, sondern ein Gleichgewicht zwischen körperlichen, geistigen und seelischen Kräften, das sich dauernd verändert. Es gibt die absolute Gesundheit ebenso wenig wie die absolute Krankheit; sie würde den Tod bedeuten, das Ende der Lebensfunktionen. Alle Menschen jedoch, die mit einer Krankheit leben müssen, wissen, dass die Selbstbehandlung immer wieder die Hoffnung auf Besserung oder Heilung in sich birgt.

Ratschläge zur Verhütung von Erkrankungen und zur Selbstbehandlung

Zusammengestellt nach den Schriften von Pfarrer Künzle

Asthma, Bronchialasthma

Damit bezeichnet man eine Verkrampfung der Bronchienäste in der Lunge. Der Sauerstoffaustausch zwischen Atemluft und Blut wird gehemmt, es kommt zu Atemnot und Angstgefühlen, zu Erstickungsangst. In den meisten Fällen ist eine Überempfindlichkeit (Allergie) gegen Pollen, Staub oder Gase in der Atemluft die Ursache.

Asthma gehört in ärztliche Behandlung. Die Betroffenen können aber mit Naturheilmitteln ihre Beschwerden lindern. Als Hausmittel eignen sich Brustwickel mit Zwiebeln, Heublumen oder Leinsamen.

Was hilft? Pfarrer Künzle empfahl häufiges Trinken von «Asthmatee Künzle» oder Tee aus Alantwurzeln mit Honig oder auch von Thymiantee. Thymian oder Feldthymian (Quendel) sind bekannt für ihre krampflösenden Eigenschaften.

Bronchitis, Brustkatarrh

Was man üblicherweise als Husten bezeichnet, ist eine wichtige Abwehrreaktion des Organismus, um Fremdkörper und Schleim aus den Atemwegen zu entfernen (Auswurf). Häufigste Verursacher sind die sogenannten Erkältungen, die meistens mit Schnupfen oder Halsweh beginnen und sich dann auf die Luftröhre und die Bronchien ausdehnen. Auch Grippe löst oft eine Bronchitis aus, ferner Schadstoffe in der Luft, Rauch (Raucherhusten) oder Gase.

Bei älteren Menschen besteht die Gefahr einer chronischen Bronchitis, die dann in eine Lungenentzündung übergehen kann. Die heutige Medizin kann die früher lebensbedrohliche Erkrankung weitgehend verhindern oder heilen.

Was hilft? In den Anfangsstadien lässt sich eine Bronchitis recht gut mit Naturheilmitteln behandeln. Auch die moderne Medizin empfiehlt als einfachste und bewährte Massnahme, täglich einen Liter Hustentee, das heisst stündlich eine halbe Tasse, langsam zu trinken. Dazwischen lutscht man Hustenbonbons. Die darin enthaltenen Wirkstoffe verflüssigen den Hustenschleim, so dass er sich leichter aushusten lässt. Besonders gut geeignet ist «Kräuterpfarrer Künzles Bronchial- und Hustentee» oder, wenn die Bronchitis von einer Grippe herrührt, der Erkältungstee. Bei starkem Husten ist es ratsam, im Bereich der Lungen auf Brust und Rücken eine Wärmesalbe einzureiben, mit Thymian- oder Kamillentee zu inhalieren und auf das Brustbein Heublumen- oder Zwiebelwickel aufzulegen (siehe Hausmittel, Seite 126–127).

Erkältung

«Füsse warm, Kopf kalt macht Ärzte arm und Menschen alt.» Auch Pfarrer Künzle hat diesen Spruch oft zitiert. Kalte Füsse führen oft zu einer Unterkühlung der Nase, und schon kommt es zu einer Erkältung mit Niesen und Schnupfen. So beginnt meistens auch eine Grippe, weil die unterkühlte Nasenschleimhaut gegen Grippeviren weniger resistent ist.

Was hilft? Je früher man etwas gegen eine Erkältung unternimmt, umso besser stehen die Chancen, sie abzuwenden. Als Soforthilfe dient ein aufsteigendes Bad von 37–41 Grad abends vor dem Zubettgehen (das heisst, die Wassertemperatur während der Badedauer durch Zulaufenlassen von heissem Wasser von 37 Grad bis auf 41 Grad steigern), dazu 1 Tasse «Pfarrer Künzles Erkältungstee». Dabei hat man sich auf Schwitzen vorzubereiten (Nachthemd wechseln usw.).

Halsschmerzen, Heiserkeit

Schluckbeschwerden treten bei einer Entzündung der Rachenmandeln (Angina) auf, die durch Erreger ausgelöst wird. Heiserkeit wird spürbar und hörbar, wenn die Stimmbänder im Kehlkopf entzündet sind. Beide Beschwerden treten meistens miteinander oder nacheinander auf.

Was hilft? Gründliches Gurgeln mit Salbei- oder Thymiantee, Kauen von Salbeiblättern, Halswickel mit Arnikatinktur.

Um eine Heiserkeit rasch loszuwerden, inhaliere man mit Emser Wasser oder Emser Salzlösung. Die üblichen Lutschtabletten oder Anginapastillen, genau nach Anweisung angewendet, lindern das Halsweh.

Grippe (Influenza)

Die Grippe ist eine Virusinfektion, bei der die Viren hauptsächlich über die Atemwege eindringen. Neben den üblichen Erkältungssymptomen kann sie auch Kopfschmerzen, Übelkeit, Darmbeschwerden und Durchfall auslösen. Von Grippe werden vorwiegend Menschen mit geschwächten Abwehrreaktionen befallen, und dies hauptsächlich während den feuchtkalten Wintermonaten.

Was hilft? Um die Abwehrkräfte zu stärken, eignen sich Vitamin C, Orangensaft, Holundersaft, aufsteigende Bäder und «Pfarrer Künzles Erkältungstee», stündlich eine Tasse heiss getrunken.

Noch heute erzählen die Bürger von Wangs, wo Pfarrer Künzle von 1909 bis 1920 gewirkt hat, dass sie bei der Grippeepidemie im Jahr 1919, die weltweit über zwei Millionen Tote gefordert hat, dank den Empfehlungen ihres Kräuterpfarrers keinen einzigen Grippetoten zu beklagen hatten. Pfarrer Künzle empfahl Tee aus Stechpalmenblättern, Schliessgraswurzeln, Wermut, Salbei, Angelikawurzel und Wasserdost, stündlich getrunken.

Besonders alte Menschen sollten sich vor der Grippe hüten, da sie danach für Folgeerkrankungen anfälliger sind.

Fieber

Erhöhte Temperatur ist als Abwehrreaktion gegen Erkrankungen zu verstehen und nicht als Krankheit selbst. In der Naturheilkunde versucht man, Fieber auszuleiten, statt es mit Tabletten zu bekämpfen. Wichtig ist es, den Fieberverlauf morgens, mittags und abends zu messen und zu notieren. Im Notfall sind diese Informationen wichtig für den Arzt. Fieber über 39 Grad gilt als ernstes Warnsignal.
Was hilft? Ein akut auftretendes Erkältungsfieber, häufig der Auftakt einer Grippe, lässt sich oft mit einem aufsteigenden Bad und mit einer fiebersenkenden Tablette unterdrücken.
Kinder reagieren sehr rasch mit heftigem Fieber. Mit nassen Essigsocken (siehe Hausmittel, Seite 126) lässt sich die erhöhte Temperatur problemlos und viel besser ableiten als mit Zäpfchen. Schwach mit Honig gesüsster Lindenblütentee hat sich als heilsames Getränk bewährt. Erwachsene trinken «Pfarrer Künzles Erkältungstee». Als weitere Massnahmen sind Diätkost und Bettruhe angesagt. So kann der Organismus alle verfügbaren Abwehrkräfte gegen die momentane Erkrankung richten und diese rascher abwenden.

Hexenschuss (Lumbago)

Unterkühlung am überhitzten Oberkörper oder ungeschickte Bewegungen können plötzliche heftige Schmerzen in den Rücken- oder Lendenmuskeln auslösen, die sich beim Liegen noch verschlimmern.
Was hilft? Wärme in jeder Form: Auflagen eines heissen Heublumensacks oder mit weich gekochten, heissen Kartoffeln (siehe Hausmittel, Seite 126–127), anschliessend wärmende Einreibungen mit Wacholder- oder Kampfergeist oder die bewährten Rheumapflaster. Die Wärme steigert die Durchblutung, lockert verspannte Muskelfasern und leitet Reizstoffe ab. Zur Schmerzlinderung eignen sich »Pfarrer Künzles Rheumatee» oder nierenanregende Tees, alle 2 Stunden eine Tasse voll getrunken, welche die Reizableitung verstärken.
Bei hexenschussartigen Schmerzen durch «eingeklemmte» Nerven muss der Chiropraktor oder der Arzt Hilfe leisten.

Arthritis und Arthrose

Diese beiden Rheumaformen verlaufen meistens chronisch und gehören auf jeden Fall in ärztliche Behandlung. Oft sind starke Medikamente notwendig, um in akuten Stadien der Krankheit Linderung zu schaffen und Gelenkversteifungen zu verhindern. Es ist jedoch erwiesen, dass Patienten, die aktiv an der Behandlung mitwirken, besser mit ihren Beschwerden fertig werden und Behinderungen hinausschieben können.

Was hilft? Die moderne Naturmedizin empfiehlt, viel Tee zu trinken, um Ablagerungen von Reizstoffen in den Geweben auszuschwemmen. Am besten eignet sich «Pfarrer Künzles Rheumatee» oder Tee aus Brennnesselblättern.

Ischias

Entzündungen des Ischiasnervs, der vom Gesäss an der Hinterseite des Oberschenkels entlang bis zur Wade und zum Fuss reicht, werden ebenfalls zu den rheumatischen Erkrankungen gezählt. Oft lösen Bandscheibenschäden die starken Schmerzen aus, die das Gehen behindern und sich einer Behandlung häufig hartnäckig widersetzen.

Was hilft? Der Arzt verfügt über rascher wirkende Mittel als die Naturheilkunde. Diese bietet unterstützende Massnahmen wie Sitzbäder mit Abkochungen von Farnkraut oder Wacholderblättern oder entsprechenden Badeextrakten, Auflagen von Heublumensäcken, Massagen. Pfarrer Künzle empfahl oft das Auflegen frischer zerquetschter Brennnesselblätter. Die dadurch ausgelöste Hautreaktion vermag oft den Schmerz abzuleiten. Teekuren mit «Pfarrer Künzles Rheumatee» oder mit Brennnessel- und Birkenblättern vermögen die Entzündungsherde günstig zu beeinflussen.

Harnverhalten, Nierenversagen, Nierenschwäche

Eine ungenügende Urinausscheidung kann ganz verschiedene Ursachen haben, die nur der Arzt zu ermitteln vermag: Das Spektrum reicht von chronischen Nierenleiden über Vergiftungen, Verbrennungen, Prostatavergrösserung bis zu Herzleiden. Sichtbare Anzeichen sind eine gräuliche Gesichtsfarbe, Schwellungen unter den

Augen oder an den Fussknöcheln, Uringeruch der Haut oder in der Atemluft. Es besteht die Gefahr einer Harnvergiftung (Urämie).
Was hilft? In akuten Fällen ist sofort der Arzt zu konsultieren, da bedrohliche Folgen zu befürchten sind. Als erste Massnahme bei leichten Beschwerden stündlich ½ Tasse «Pfarrer Künzles harntreibender Tee» trinken oder als Einzeltee Goldrute oder Zinnkraut; ausserdem eine salzarme Kost mit wenig Eiweiss zu sich nehmen. Ein Kamilleneinlauf fördert die Darmtätigkeit.

Nierenentzündung
Nur der Arzt kann genau erkennen, ob die Nieren oder das Nierenbecken befallen sind. Mögliche Ursachen sind bakterielle Infektionen, die von Eiterherden im Körper mit dem Blut eingeschleppt werden, oder ein gehemmter Harnabfluss. Merkmale sind ein rötlich-trüber Harn, häufiger Drang zum Wasserlassen, Müdigkeit, Kopfschmerzen, Stechen in der Nierengegend, Wasseransammlungen in den Beinen oder im Gesicht.
Was hilft? Bei leichten, ersten Beschwerden von «Pfarrer Künzles Nieren-Blasen-Tee» alle 2 Stunden ½ Tasse oder als Einzeltee Goldrute, Birkenblätter, Brennnesselblätter. Den Arzt konsultieren!
Als Langzeitkur haben sich die Tees von Pfarrer Künzle bewährt.

Monatsbeschwerden
Häufig leiden junge Mädchen in der Pubertät unter Schmerzen und Krämpfen während der Menstruation. Die erhöhte Empfindsamkeit während der Periode hängt oft mit einem seelischen Ungleichgewicht zusammen, das sich mit der Zeit normalisiert. Wenn die Betroffene ihren Körper und dessen Funktionen akzeptiert, wird sie sich mit diesen Unpässlichkeiten leichter abfinden. Falsch ist es, sozusagen nach dem Kalender auf Beschwerden zu warten.
Was hilft? Krämpfe verhüten ist leichter, als sie zu beheben. Daher empfiehlt es sich, schon 1–2 Tage vor den kritischen Tagen drei- bis viermal täglich 1 Tasse von «Pfarrer Künzles Frauentee» zu trinken oder als Einzeltee Taubnesselblüten, Gänserichkraut (Anserine) oder Kamille. Abends empfiehlt sich ein warmes Sitzbad mit Kamille oder ein Unterleibswickel (siehe Hausmittel, Seite 126ff.).

Wechseljahrbeschwerden (Klimakterium)
In den Wechseljahren, meistens im vierten oder fünften Lebensjahrzehnt, nimmt bei der Frau die Bildung weiblicher Hormone ab, der Monatszyklus fällt aus und damit nimmt die Gebärfähigkeit ihr Ende. Diese beachtliche Umstellung im Leben der Frau kann ohne wesentliche Beschwerden ablaufen, sie kann aber auch mit plötzlichen Schweissausbrüchen, Wallungen, Schwindelgefühlen, Kopfschmerzen, nervöser Erregbarkeit und depressiven Zuständen einhergehen. Frauen, die diese Umstellung als normales Körpergeschehen annehmen können, kommen leichter darüber hinweg.
Was hilft? «Pfarrer Künzle Frauentee» oder als Einzeltee Frauenmantel oder Schafgarbe.

Hautschrunden
Als Hautschrunden bezeichnet man Risse in spröder Haut, vorwiegend an den Übergangsstellen von der Haut zur Schleimhaut, z.B. an den Lippen, an den Brustwarzen bei stillenden Müttern, am After, aber auch an Fingern oder Fusssohlen. Die Haut ist extrem trocken und reisst dann ein.
Was hilft? Bäder mit Salbei-, Ringelblumen-, Malventee, Einreiben mit Ringelblumensalbe oder Johannisöl. Innerlich Lebertrankapseln.

Akne, Pusteln, unreine Haut
Zu Pfarrer Künzles Zeiten hielt man diese Hautunreinheiten für ein Zeichen von unreinem Blut und verordnete eine «Blutreinigungskur». Diese Erscheinung tritt gehäuft bei Jugendlichen in der Pubertät sowie in den Frühjahrsmonaten auf.
Was hilft? Neben der lokalen Behandlung mit speziellen Salben und Tinkturen bewähren sich Umschläge mit Huflattich, Ringelblumen oder Storchschnabeltee. Dazu täglich 2–3 Tassen von «Pfarrer Künzles Entschlackungstee», die erste morgens nüchtern eingenommen.

Ekzeme
Bei diesen allergischen Hautreaktionen ist der eigentliche Verursacher oft sehr schwer zu ermitteln. Die verschiedenen Formen von Ekzemen erfordern eine ärztliche Behandlung.

Was hilft? Kompressen mit Storchschnabeltee zwischen den Salbenverbänden haben sich sehr gut bewährt. Als Diät eignet sich eine basenreiche Kost sowie Diättage mit Quark, Molke und Gemüsesäften. Bei schuppiger, trockener Haut kann Johannisöl Linderung verschaffen.

Wunden

Als Wunden bezeichnet man durch Schürfungen, Stiche und Risse verletzte Haut. In diese können Krankheitserreger eindringen und Infektionen mit Eiterungen auslösen.

Was hilft? In jedem Fall muss die Wunde rasch desinfiziert werden, um Infektionen zu verhindern. Kleine Wunden schützt man mit einem Heftpflaster, Blutungen werden mit Gazekompressen abgedeckt und verbunden. Salbenkompressen auflegen. Die Heilung verläuft rascher, wenn die Wunde der Luft ausgesetzt ist. Bei schlecht durchblutetem Hautgewebe, z.B. bei offenen Beinen, ist es empfehlenswert, zwischen der Salbenbehandlung Waschungen oder Kompressen mit Storchschnabel- oder Ringelblumentee zu machen.

Brandwunden, Sonnenbrand

Bei dieser Art von Wunden sind die Gewebe der obersten Hautschicht zerstört und stark gerötet, bei stärkerer Schädigung entstehen Brandblasen.

Was hilft? Nach neuen Erkenntnissen kühlt man Brandwunden zur ersten Hilfe vorerst mit kaltem, fliessendem Leitungswasser. Dann folgen Kompressen mit Johannisöl.

Nervöse Herzbeschwerden

Der Herzrhythmus wird vom vegetativen Nervensystem gesteuert. Die Überforderung der Nerven, die bei den meisten Menschen unter andauerndem Spannungsdruck stehen und nie zu echter Ruhe kommen, beeinträchtigen auch die Herzfunktionen. Der Puls wird unregelmässig, man spürt eine beklemmende Angst und Unruhe in der Herzgegend und schläft schlecht.

Was hilft? In erster Linie beruhigende Mittel, die auf die Nerven wirken, wie z.B. Baldriantropfen oder «Pfarrer Künzles Herz-Kreislauf-

Tee». Mindestens ebenso wichtig wie Heilmittel sind regelmässige Ruhepausen, das Verarbeiten seelischer Probleme und eine echte innere Entspannung.

Arterienverkalkung

Wenn der durch die Herztätigkeit bewirkte Blutdruck zu hoch ist, können an den Arterienwänden Schäden entstehen, die dann durch Ablagerungen geschützt werden. Die Gefässwände werden nach innen dicker und behindern den Durchfluss des Blutes. So entsteht unter anderem ein erhöhter Blutdruck. Dabei wird aber nicht nur Kalk abgelagert, wie man früher glaubte, sondern vor allem Cholesterin, das zusammen mit Kalkpartikeln die Elastizität der Arterienwände herabsetzt, was besonders bei älteren Menschen zu den bekannten Beschwerden führt: Ohrensausen, Schwindelgefühle, Durchblutungsstörungen beim Gehen (Treppenlaufen), Herzklopfen.
Was hilft? Es ist höchst ungewiss, inwieweit sich die geschädigten Gefässwände überhaupt regenerieren lassen. Knoblauch, roh oder in Extraktform, gilt nach wie vor als hilfreich, um den Blutdruck zu senken. Ferner ist auch «Pfarrer Künzles Blutdrucktee» zu empfehlen. In jedem Fall sind Kuren von mehreren Monaten erforderlich.

Bluthochdruck

Die Höhe des Blutdrucks kann dem Arzt Aufschluss über gesundheitliche Störungen und ihre möglichen, oft sehr schwer zu ermittelnden Ursachen geben. Sicher aber ist, dass ein hoher Blutdruck das Herz schädigt und daher nach Möglichkeit gesenkt werden muss, wofür viele Medikamente zur Verfügung stehen. Daher ist der Arzt zu konsultieren.
Was hilft? Die aktive Mitarbeit des Patienten ist für den Behandlungserfolg sehr wichtig. Er kann mit seiner Lebensweise den Blutdruck beeinflussen: weniger Salz, weniger Alkohol, weniger tierische Fette, weniger Stress im Alltag, aktive Erholung und alles mit Mass. Als blutdrucksenkende Pflanzen sind Knoblauch, Mistel, die Blätter des Ölbaums (Olive) und frischer Bärlauch zu nennen.

Blutniederdruck

Werte um 100–120 werden als niedriger Blutdruck eingestuft. Er ist nicht als eigentliche Krankheit, sondern als Veranlagung zu werten, die den Organismus auf Spargang einstellt. Menschen mit niedrigem Blutdruck ermüden rascher und haben oft Schwindelanfälle, ihre Organe aber werden geschont und altern weniger rasch.

Was hilft? Alles, was die Durchblutung fördert: als pflanzliche Mittel Weissdorn und Rosmarin, Weizenkeime, Weizenkeimöl, dosierte Arbeits- und Ruhephasen, kalt-warme Duschen, Rosmarinbäder.

Venenbeschwerden

Eine gestörte Blutzirkulation in den Venen (am häufigsten in den Unterschenkeln) spüren die Betroffenen an verschiedenen Merkmalen: Beim Treppensteigen fühlen sie eine bleierne Schwere in den Beinen, Blutstauungen können gar beim Gehen zum Anhalten zwingen, blaue Äderchen, die zu Krampfadern ausarten können, werden sichtbar. Erste Warnsignale sind ernst zu nehmen. Wenn die Venenwände einmal geschädigt sind und erste Entzündungen auftreten, wird die Behandlung immer schwieriger und eine Heilung fast aussichtslos. Dabei wäre Vorbeugen so einfach!

Was hilft? Lokale Anwendungen sind ebenso wichtig wie Präparate zum Einnehmen. Bewährt haben sich bei akuten Beschwerden kalte Umschläge mit Arnikatinktur (1 Esslöffel auf 1 Tasse Wasser), Wallwurzsalbe oder Wallwurztinktur. Stehen und Sitzen belastet die Unterschenkelvenen am meisten; beim Gehen fördert die Muskelarbeit den Bluttransport in den Venen. Das Ansetzen von Blutegeln ist als wirksames Hilfsmittel heute wieder bekannter geworden.

Krampfadern

Wenn sich Blut in den Venen staut, entsteht ein erhöhter Druck auf die Venenwände, und mit der Zeit weiten sie sich zu Krampfadern aus.

Was hilft? Bei akut entzündeten Krampfadern helfen Auflagen mit Blättern von Breitwegerich, Malve, Zinnkraut oder Umschläge mit Brei aus Bockshornklee oder Lehm. Zur Entlastung der Beine trägt man Stützstrümpfe und lagert die Beine mehrmals am Tag hoch.

Hämorrhoiden
Bei Hämorrhoiden handelt es sich um erweiterte Blutgefässe am After. Sie bilden schmerzhafte Knoten, die aus dem After austreten, leicht bluten und oft starken Juckreiz verursachen. Die Hygiene nach der Stuhlentleerung ist erschwert.
Was hilft? Häufiges Abtupfen mit Salbeitee. Zur Reinigung Feuchttüchlein verwenden oder mit Kamillentee getränkte Papiertaschentücher. Ernährung ohne erhitzte Fette und Öle!

Kopfschmerzen
Kopfschmerzen sind häufig nur ein Symptom einer Erkrankung. Kopfschmerzen, die nach geistiger Überanstrengung, Stress oder Schlafmanko auftreten, bedürfen zunächst der Ruhe und Entspannung.
Was hilft? Kühle Kompressen auf Stirn und Nacken können Linderung bringen, ebenso heiss-kalte Wechsel-Fussbäder.

Migräne
Als Migräne wird ein bohrender, hartnäckiger Kopfschmerz bezeichnet, der plötzlich und meistens einseitig auftritt und oft weder auf Schmerztabletten noch auf andere Behandlung anspricht.
Was hilft? Dasselbe wie bei Kopfschmerzen. Eventuell eine Kur mit «Pfarrer Künzles Nerven-Schlaf-Tee», um nervöse Spannungen abzubauen.

Augenentzündungen
Gerötete Augen und Augenlider deuten eine Entzündung an, die von Schadstoffen in der Luft, Rauch, Zugluft, aber auch von Krankheitserregern herrühren können. Sind die Augen durch Sehstörungen übermüdet, beginnen sie meistens zu tränen.
Was hilft? Wichtig: Augenpräparate müssen immer steril sein; einmal geöffnete Verpackungen bleiben nur wenige Tage steril. Ein einfaches, bewährtes Hilfsmittel ist das Auflegen von in wenig Wasser aufgekochten Kamillenteebeuteln oder Waschungen mit Kamillentee oder Augentrosttee. Bei übermüdeten Augen hilft das Einreiben von Stirn und Schläfen mit Rosmaringeist.

Mundgeruch

Übler Mundgeruch kann nach dem Genuss bestimmter Speisen (Knoblauch, Alkohol), bei Zahnschäden, Verdauungsstörungen, bei Rauchern oder als Folge ungenügender Zahnhygiene auftreten.
Was hilft? Die Ursache beheben. Nach jeder Mahlzeit den Mund mit Mundwasser oder Salbeitee spülen. Anstatt Kaugummi klein geschnittene Meisterwurz kauen.

Zahnfleischentzündung

Bei Zahnfleischentzündung ist das Zahnfleisch auffallend gerötet und reagiert stark auf mechanische Reize (Zahnbürste, Prothese). Mögliche Ursachen sind Zahnstein, mangelnde Zahnhygiene, Druckstellen durch Zahnprothesen oder ein Vitamin-C-Mangel.
Was hilft? Eine weiche Zahnbürste verwenden, spezielle Zahnpasten, Mundspülen mit Salzwasser (2%).

Nervosität, nervöse Störungen, Stress

Wer rasch aufbraust oder eben «die Nerven verliert», gilt als nervös. Damit sind ungestüme Nervenreaktionen gemeint, bei denen man die Selbstbeherrschung verliert und dann unvernünftig handelt. Dabei lässt sich nur vermuten, wieweit dies mit der Veranlagung oder mit einer nervlichen Überforderung zusammenhängt. Zwischenmenschliche Beziehungen können die nervliche Anspannung stark beeinflussen, sie entschärfen oder eben verstärken. Eine eigentliche krankhafte Nervosität führt meistens auch zu Schlafstörungen.
Was hilft? Von Beruhigungsmitteln allein ist keine dauerhafte Hilfe zu erwarten, wenn nicht auch die menschlichen oder seelischen Störfaktoren ausgeschaltet bzw. geklärt werden. Hilfreich sind auf jeden Fall genügend Schlaf, genügend echt entspannende Ruhepausen, wenig Kaffee und kein Nikotin. Tagsüber trinkt man 2–3 Tassen «Pfarrer Künzles Nerven-Schlaf-Tee».

Schlafstörungen

Schlaf ist als Phase der Regeneration im Tagesablauf notwendig, ja lebenswichtig. Viele Organe funktionieren im Schlaf nur mit halber Kraft und ermöglichen so den Kräftenachschub. Eine ganze Reihe

von Faktoren können den Nachtschlaf stören oder verhindern: Lärm, ungewohnte Temperaturen, nervliche Überforderung im Alltag, Schmerzen, Verdauungsbeschwerden (Blähungen), Krankheiten, Sorgen, Ärger, seelische Nöte. Nach einer mehr oder weniger durchwachten Nacht schläft man üblicherweise in der nächsten Nacht besser. Erst wenn man häufig oder regelmässig nicht einschlafen kann oder nachts erwacht und dann wach liegt, spricht man von Schlafstörungen. Wenn diese andauern, beeinträchtigen sie die seelische Stimmung und die Gesundheit erheblich.
Was hilft? Sind die Ursachen der Schlafstörung erkennbar, muss man versuchen, sie auszuschalten. Schlafmittel allein bringen keine Besserung. Pflanzliche schlaffördernde Mittel wirken weniger stark, verursachen aber auch keine Nebenwirkungen. Am bewährtesten sind Baldrian, Hopfen, Passionsblume, Melisse und Johanniskraut. Als weiteres Mittel ist «Pfarrer Künzles Nerven-Schlaf-Tee» zu empfehlen. Ein Lavendelbad am Abend oder Wechselfussbäder beruhigen ebenfalls die Nerven und erleichtern so das Einschlafen.

Blutreinigung, Entschlackung

Der volkstümliche Begriff der «Blutreinigung» ist von der Medizin abgeleitet. Das Blut wird dauernd durch die Nieren gefiltert, und auch die Leberzellen entfernen Abbaustoffe aus dem Blut. Gleichwohl vermutet man, dass in bestimmten Körpergeweben Abbauprodukte des Stoffwechsels zurückbleiben, die den Zellstoffwechsel behindern. Da die Darmträgheit ein weit verbreitetes Übel ist, hapert es auch da mit der Ausscheidung von Stoffwechselschlacken.
Was hilft? Es ist durchaus sinnvoll, ein- bis zweimal pro Jahr eine Entschlackungskur einzuplanen. Die radikalste Methode ist die Nulldiät oder Fastenkur; da diese aber stark ermüdet, ist sie am besten in einer Kuranstalt oder Fastenklinik durchzuführen. Berufstätigen sind Kuren mit «Pfarrer Künzles Entschlackungstee» zu empfehlen, welche die Ausscheidungsorgane, also Nieren und Darm, anregen. Die Kur ist so einzustellen, dass täglich mindestens eine Stuhlentleerung erfolgt. Mit Gymnastik und Bewegung (Wandern) wird der Stoffwechsel allgemein aktiviert, was die Entschlackung zusätzlich fördert.

Zuckerkrankheit, Diabetes

Diabetes gehört in ärztliche Dauerbehandlung. Diabetiker lernen, auch ohne grosse Einbusse an Lebensqualität mit ihrer Krankheit zu leben, sofern sie sich an die ärztlichen Anweisungen halten. Es wird ihnen geraten, genügend zu trinken, um die Nierenfunktionen anzuregen.

Was hilft? «Pfarrer Künzles Diättee» zur Unterstützung von Diabetestherapien trägt zur Senkung des Blutzuckers und zur Anregung der Nieren bei. Als Alltagsgetränk ist dieser Tee oder andere Diabetiker-Teemischungen aus der Apotheke oder Drogerie eine sinnvolle Ergänzung zur Diabetesbehandlung.

Appetitlosigkeit

Wer zu den Essenszeiten keinen Appetit verspürt, muss eine Verdauungsstörung vermuten und wird dann wohl vorerst einen Tag fasten. Dadurch wird es den Abwehrkräften ermöglicht oder erleichtert, eine vorübergehende Störung zu beheben. Wenn die Appetitlosigkeit aber anhält, sollte die Magenfunktion angeregt werden.

Was hilft? Jeweils 1 Tasse «Pfarrer Künzles Magentee» eine Stunde vor den Mahlzeiten.

Brechreiz, Übelkeit

Brechreiz und Übelkeit zeigen eine Verdauungsstörung oder eine Magenvergiftung an, und oft ist es sinnvoller, dem Krankheitsgeschehen seinen Lauf zu lassen, um so den Störfaktor zu beseitigen.

Was hilft? Die natürliche Reaktion nicht behindern. Danach den Mund spülen, schluckweise «Pfarrer Künzles Magentee» trinken und eventuell warme Kompressen auf den Bauch legen. Erbrechen während der Schwangerschaft muss speziell behandelt werden, eventuell mit Beruhigungsmitteln durch den Arzt.

Magenbrennen, saures Aufstossen

Wenn die Drüsen im Magen zu viel Magensaft oder Magensäure absondern, reizt diese die Speiseröhre und führt zu «saurem Aufstossen». Mögliche Ursachen können nicht nur eine einseitige Kost, zu viel Zucker- und Mehlspeisen, erhitzte Fette usw. sein, sondern auch

Ärger und Verdruss, die die Magendrüsen zu vermehrter Ausschüttung reizen.
Was hilft? Zunächst eine Umstellung der Kost; wichtig ist auch, sich für die Mahlzeiten Zeit zu nehmen. Kamillentee nach dem Essen, alkalische Mineralwässer, Heilerde, Kartoffelsaft.

Verdauungsschwäche
Eine Verdauungsschwäche zeigt sich in Appetitmangel, Übelkeit, Erbrechen, Verstopfung oder Durchfall. Die Speisen werden ungenügend verdaut und gären im Darm. Ursachen sind ein Mangel an Verdauungssäften, eine Veränderung in der Zusammensetzung des Magensafts, verdorbene Speisen, Schwächezustände nach Krankheiten, Nervosität.
Was hilft? Eine halbe Stunde vor dem Essen «Pfarrer Künzles Magentee» einnehmen, vorübergehend Schonkost, Schleimsuppen.

Darmträgheit, Verstopfung
Wenn die Nahrung zu wenig Ballaststoffe enthält oder zu viel stopfende Nahrungsmittel, wie z.B. Schokolade, eingenommen werden, wird die Darmbewegung (Peristaltik) zu wenig angeregt; der Darminhalt wird nur langsam weiterbefördert, er verliert Wasser und dickt ein. Bei Menschen mit sitzenden Berufen erschlaffen die Darmmuskeln, was die Darmträgheit begünstigt. Die Folgen sind Völlegefühl im Bauch, Blähungen, Gärungen im Darm, seelische Verstimmung, Kopfschmerzen, unreine Haut.
Was hilft? «Pfarrer Künzles Abführtee». Bei Dauerzustand den Arzt konsultieren. Ausserdem sind eine Ernährungsumstellung und richtiges Atmen wichtig.

Durchfall
Häufig ist Durchfall eine Reaktion des Darms, um irgendwelche Schadstoffe rasch auszuscheiden; man sollte ihn daher nicht sofort unterbinden. Auch verdorbene Speisen, Krankheitserreger oder eine Veränderung in der Zusammensetzung der Verdauungssäfte können Durchfall auslösen.

Was hilft? Fasten, Heilerde oder medizinische Kohle in wenig Schwarztee einnehmen; als Schonkost geraspelte Äpfel, eventuell mit Reisschleim. Bei Kleinkindern kann Durchfall gefährlich werden; daher frühzeitig den Arzt verständigen. In chronischen Fällen haben sich Kuren mit Heidelbeerabsud oder Heidelbeertinktur sehr gut bewährt.

Leber-Galle-Beschwerden

Produziert die Leber zu wenig Galle oder ist ihr Abfluss in die Gallenblase oder in den Zwölffingerdarm gehemmt, können Verdauungsstörungen auftreten. Der Stuhl ist gräulich verfärbt, eventuell zeigen sich Spuren von Gelbsucht im Gesicht oder im Augenweiss.
Was hilft? «Pfarrer Künzles Leber-Gallen-Tee».

Die bewährten Heilpflanzen

Die Auswahl der hier abgebildeten und beschriebenen Heilpflanzen erfolgte nach den früheren Ausgaben von «Chrut und Uchrut». Ganz bewusst sind auch einige Heilpflanzen dabei, die heute in Vergessenheit geraten sind oder bei vielen «unwissenden» Menschen sogar als «Unkräuter» angesehen werden.

Die hier wiedergegebenen Abbildungen stammen aus den Archiven von Pfarrer Künzle. Die äusserst genauen Darstellungen sind mit «P.R.» signiert; der volle Name des Kunstmalers konnte nicht mehr eruiert werden. Eine weitere Serie von Kräuterbildern, gemalt von einem Künstler namens Früh, dessen Wirken und Herkunft ebenfalls unbekannt sind, findet sich in der 1986 im Haus der Historischen Drogerie im Freilichtmuseum Ballenberg eingerichteten Pfarrer-Künzle-Stube. Es scheint, dass Pfarrer Künzle als grosser Pflanzenliebhaber zu seinen Lebzeiten einigen Kunstmalern den Auftrag zum Malen von Pflanzen-Serien gab. Auch in modernen Heilpflanzenbüchern werden vermehrt wieder gemalte Pflanzenbilder verwendet, da diese auch modernsten Fotografien in Genauigkeit, Ausdruck und der Wiedergabe der Vegetationsstadien überlegen sind.

Die Beschreibungen der Heilpflanzen (Seite 83ff.) folgen durchwegs den Originaltexten von Kräuterpfarrer Künzle; sie wurden lediglich in den heute üblichen Bezeichnungen leicht angepasst, jedoch bewusst nicht durch die modernen Erkenntnisse der Phytotherapie ergänzt. Ganz in dem Sinne, dass dieses Buch kein modernes Heilpflanzen-Lehrbuch, sondern eine wertvolle Ergänzung zum modernen Wissen sein will.

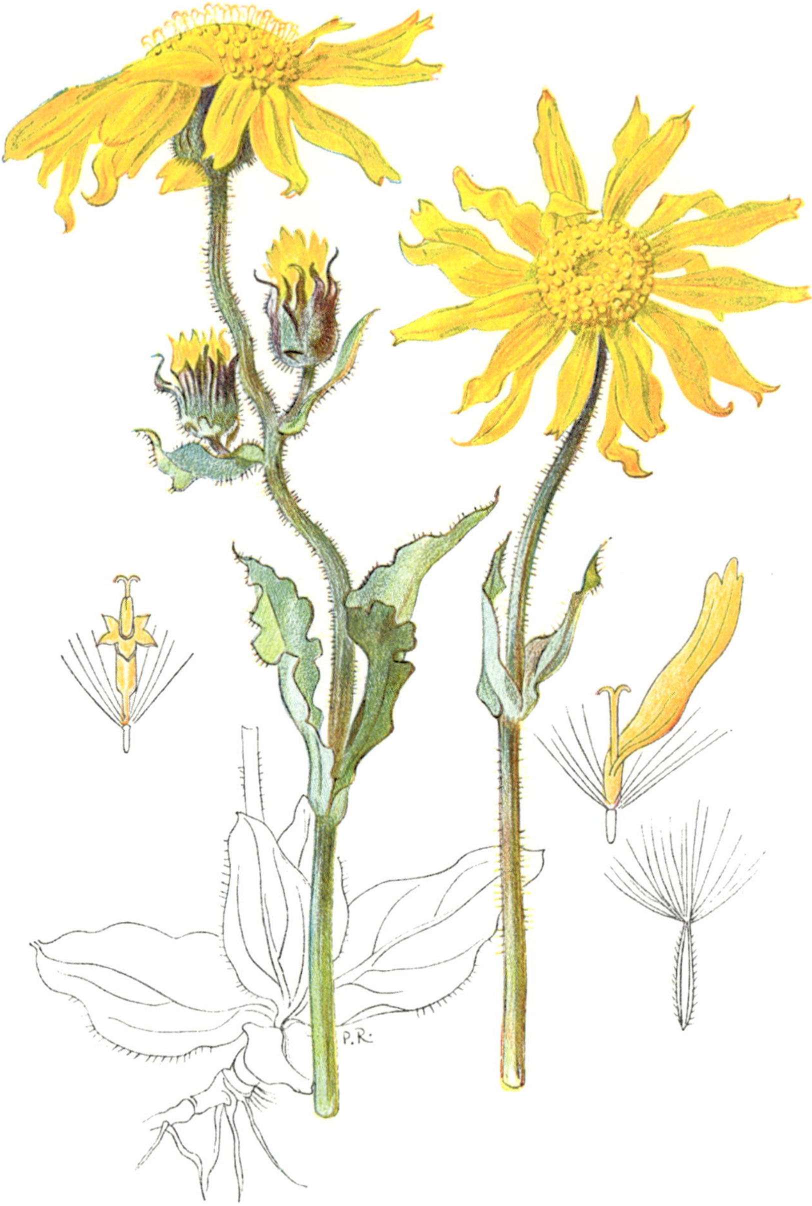

Arnika, *Arnica montana*

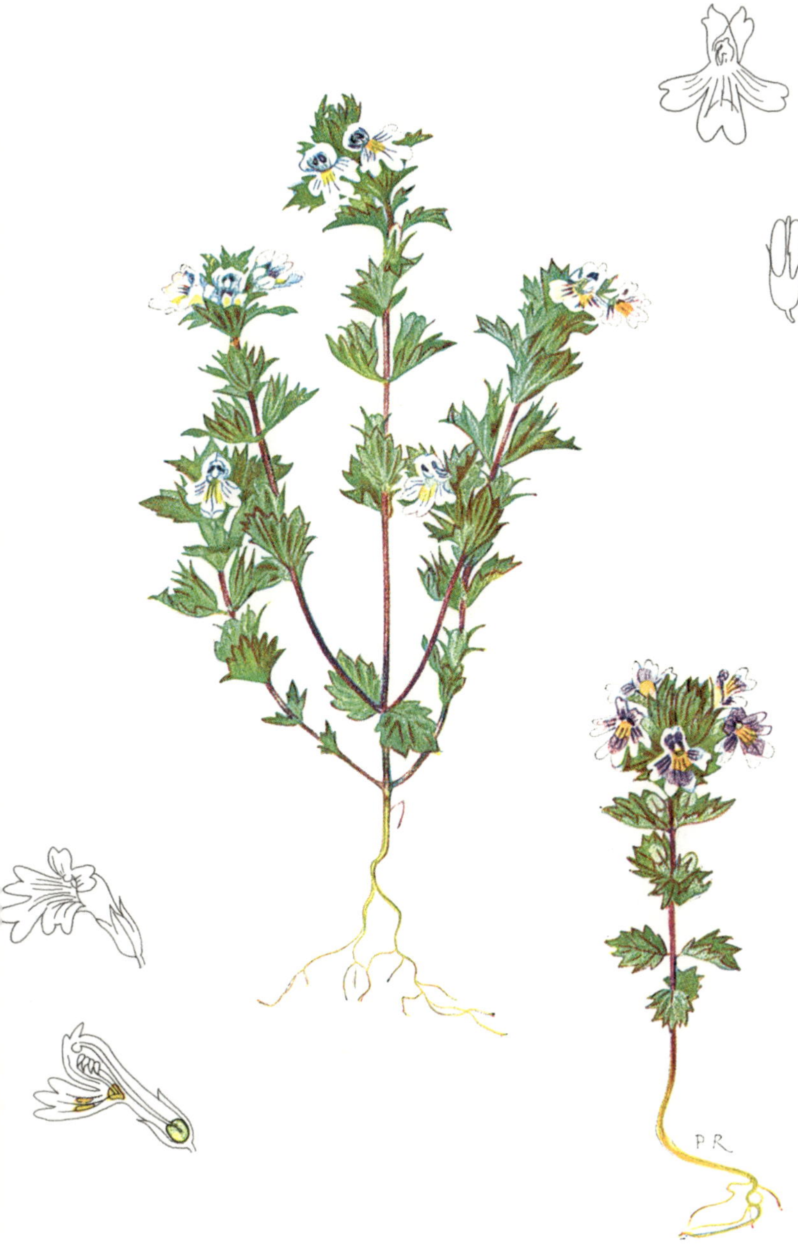

Augentrost, *Euphrasia rostkoviana*

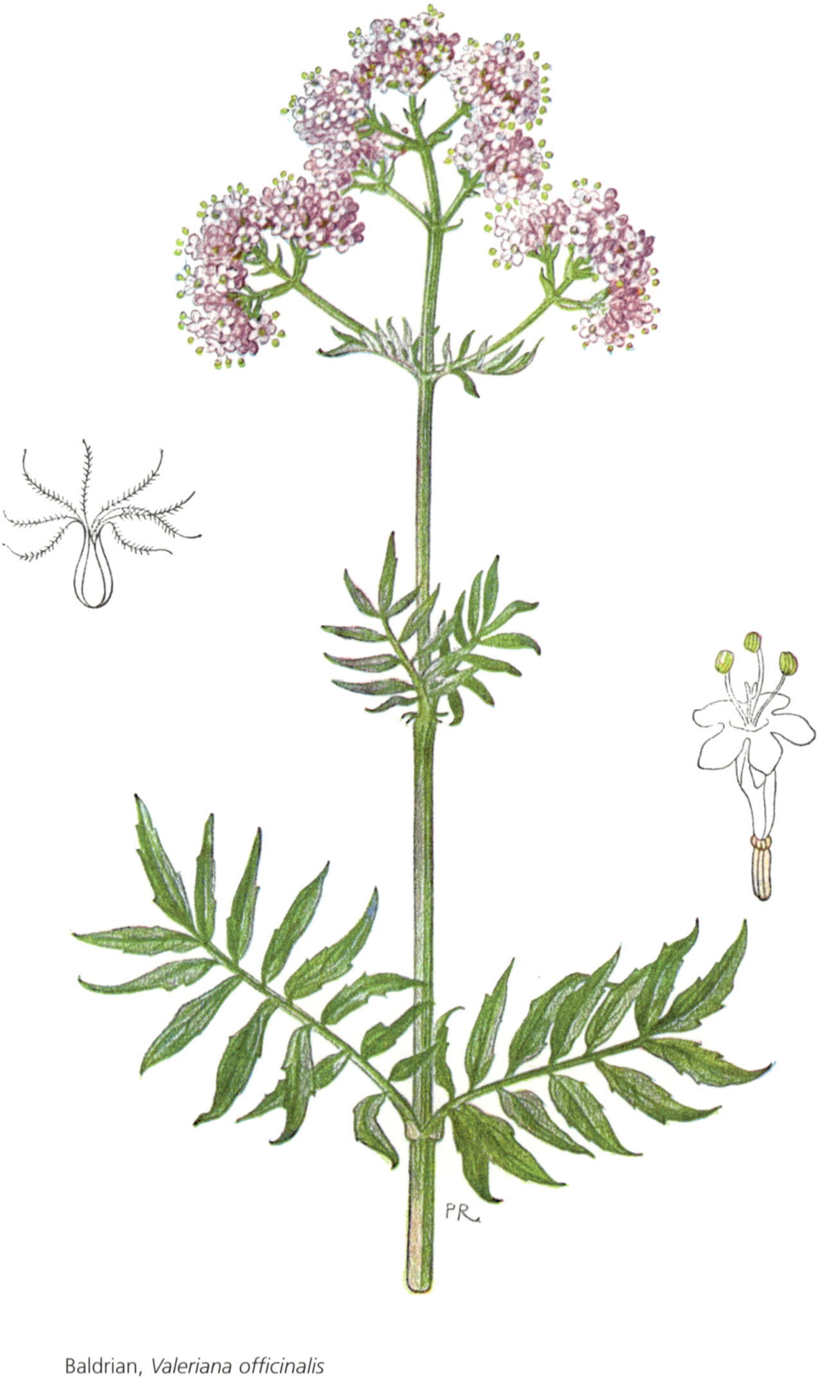

Baldrian, *Valeriana officinalis*

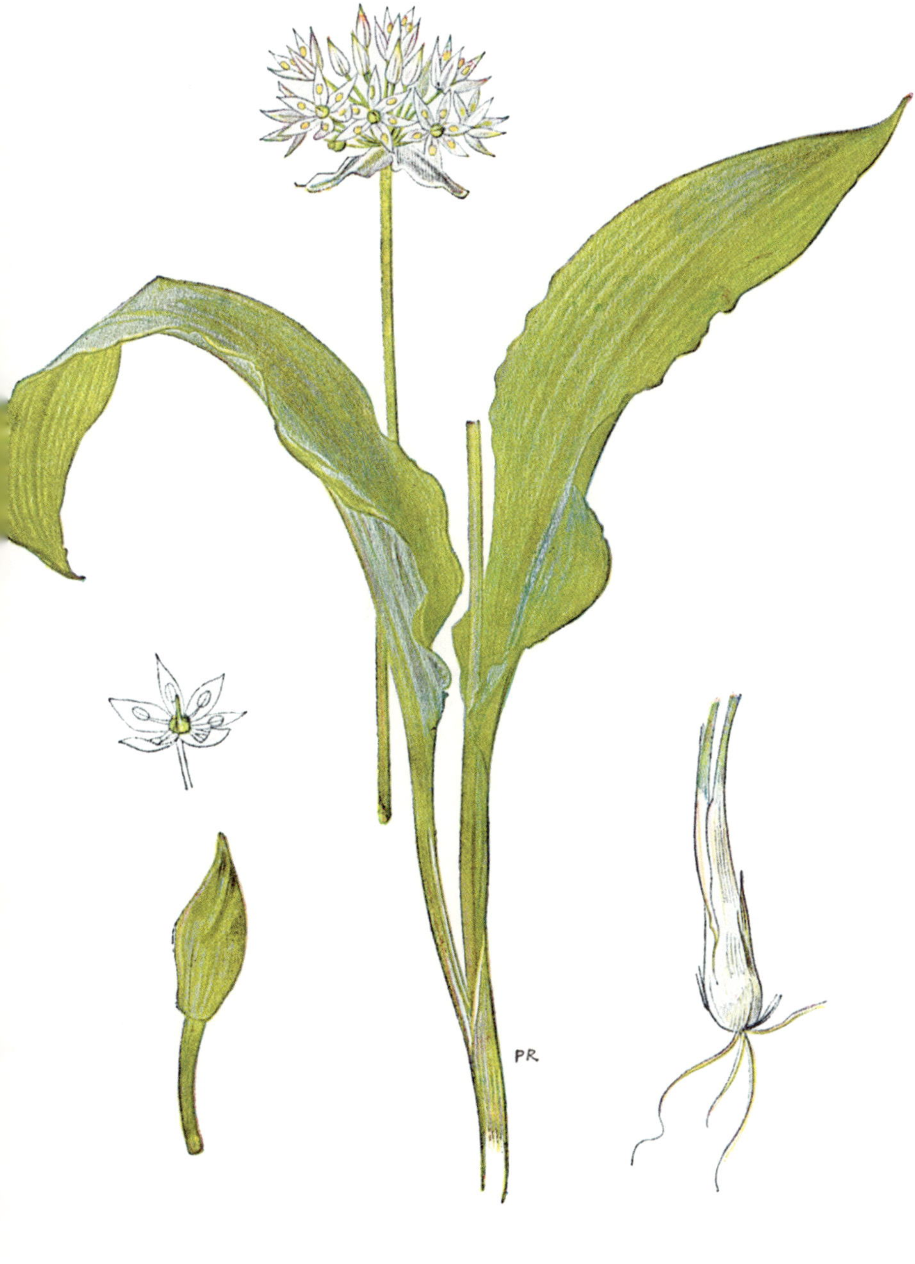

Bärlauch, *Allium ursinum*

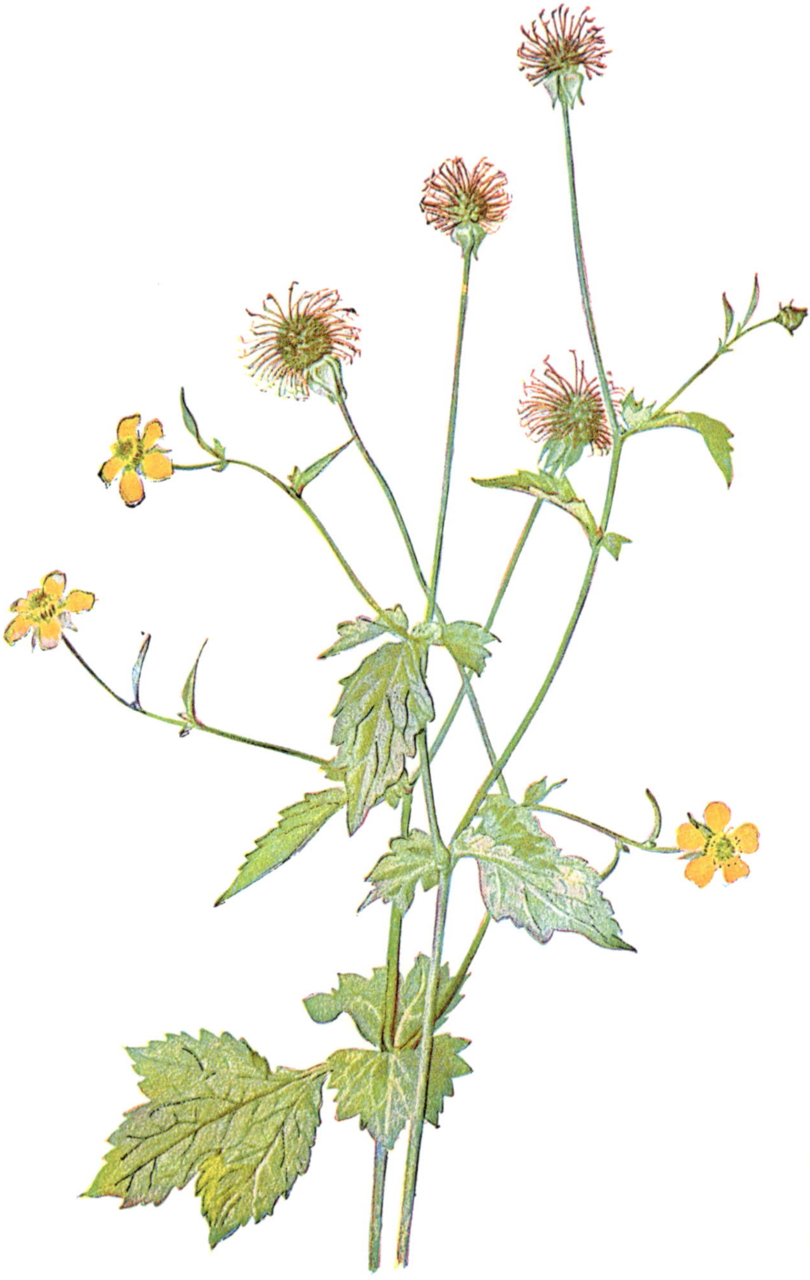

Benediktenkraut, *Geum urbanum*

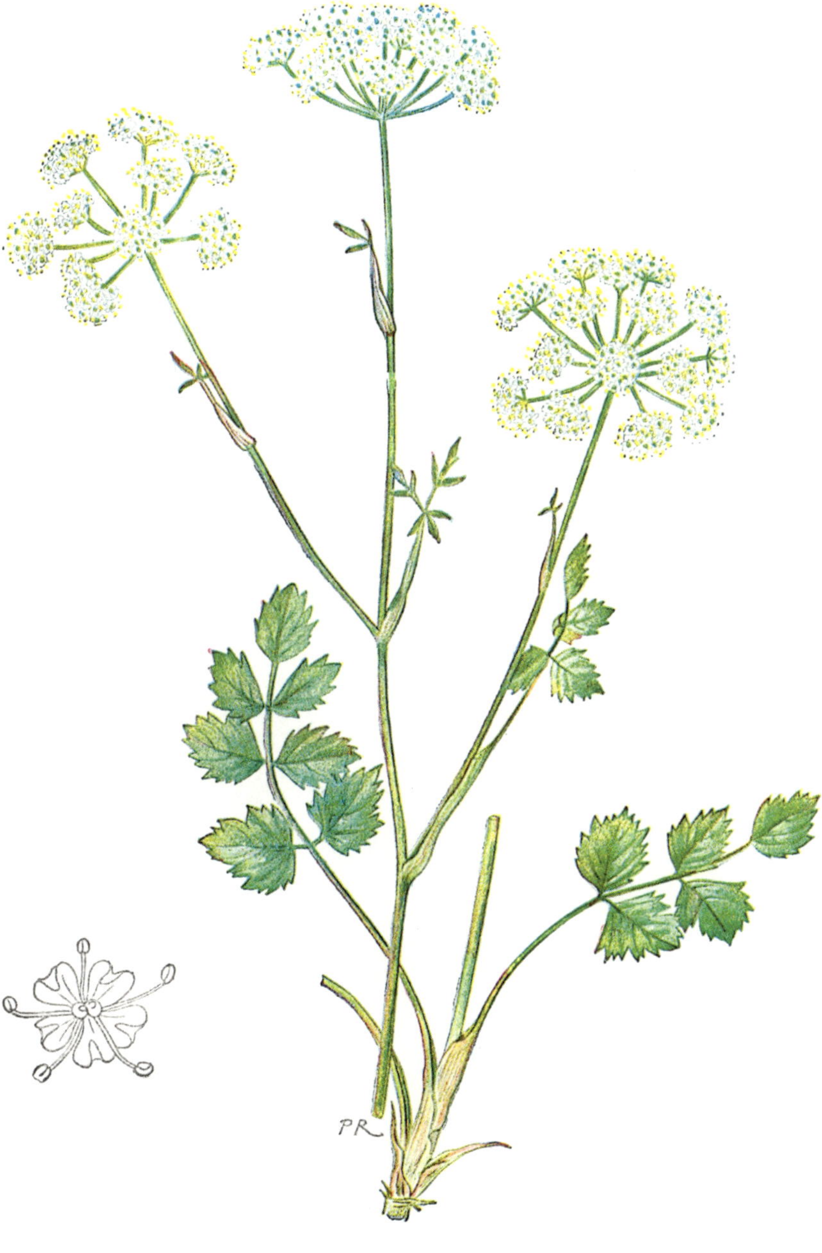

Bibernelle, *Pimpinella saxifraga*

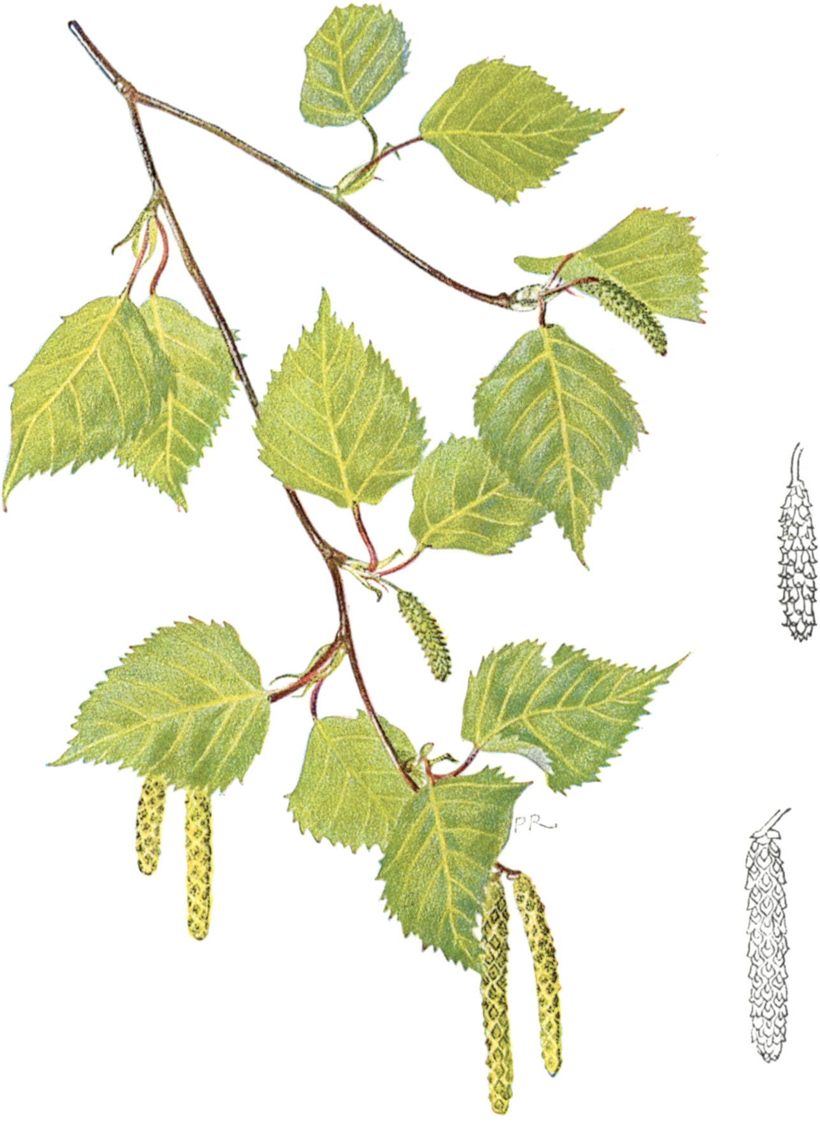

Birke (Hängebirke), *Betula alba, B. pendula*

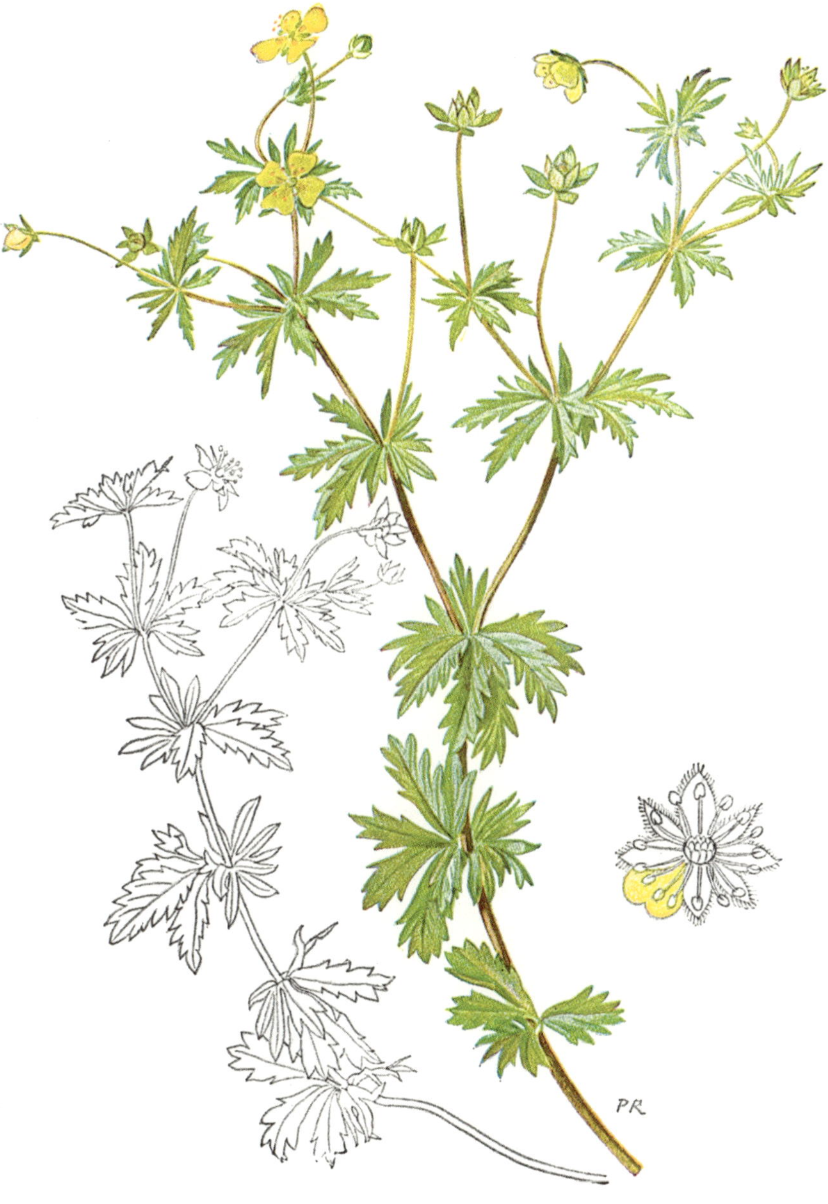

Blutwurz, *Potentilla erecta*

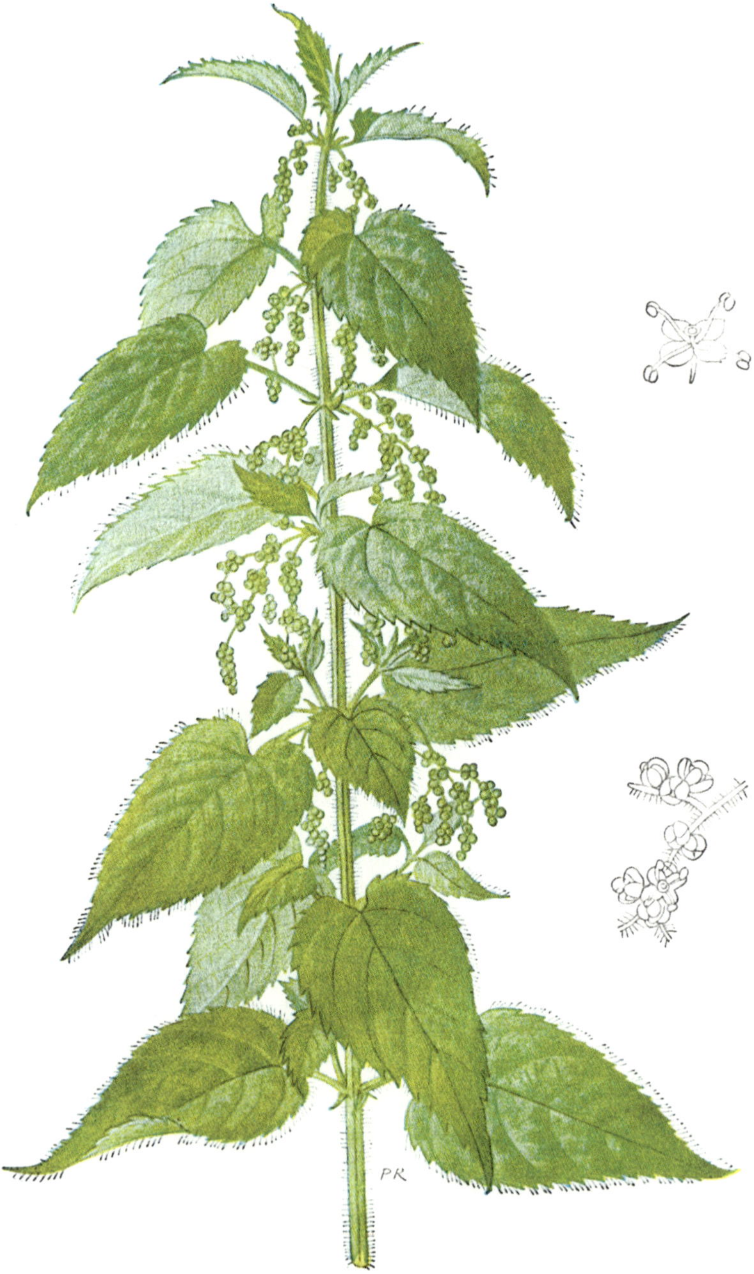

Brennnessel, *Urtica dioica*

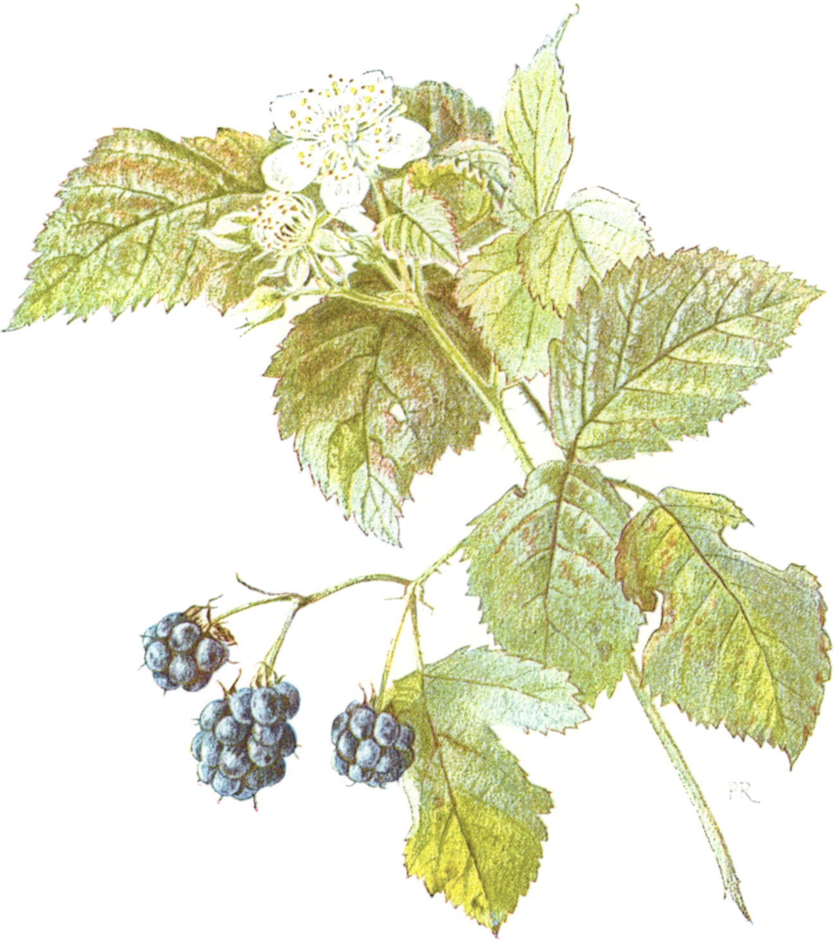

Brombeere, *Rubus fruticosus*

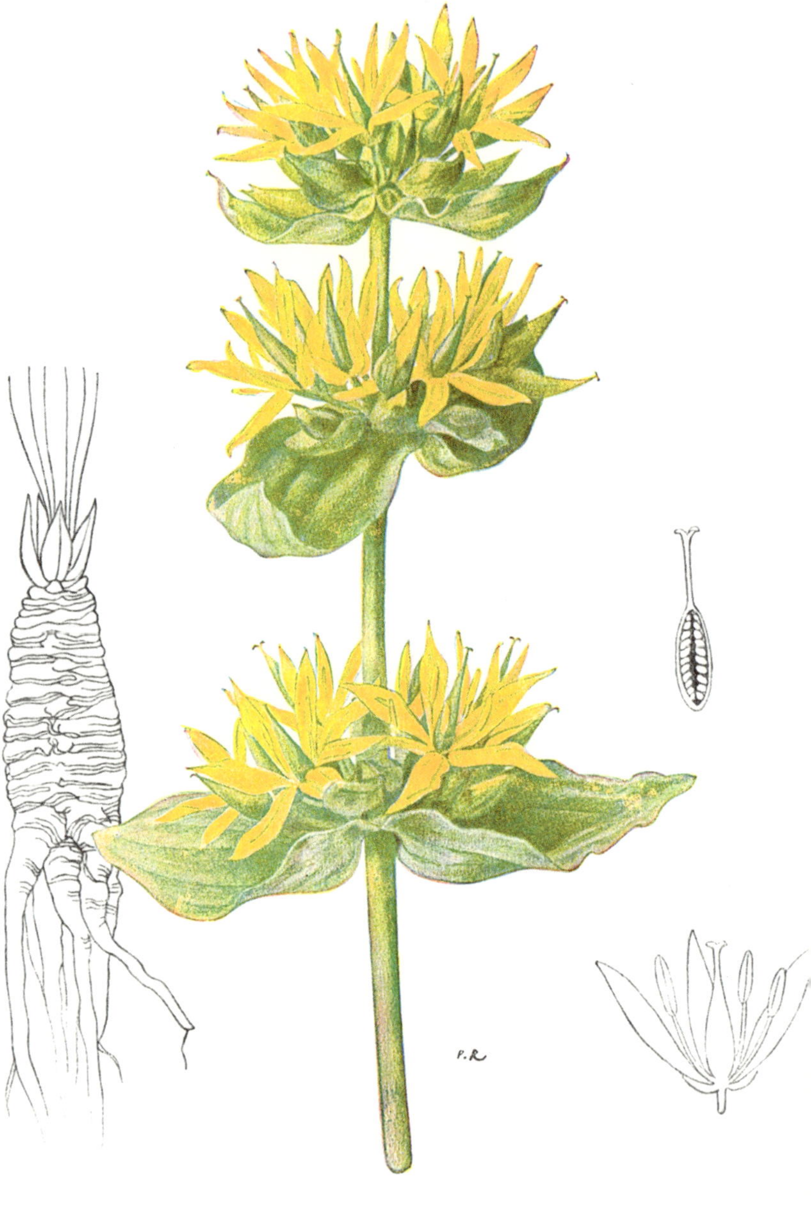

Gelber Enzian, *Gentiana lutea*

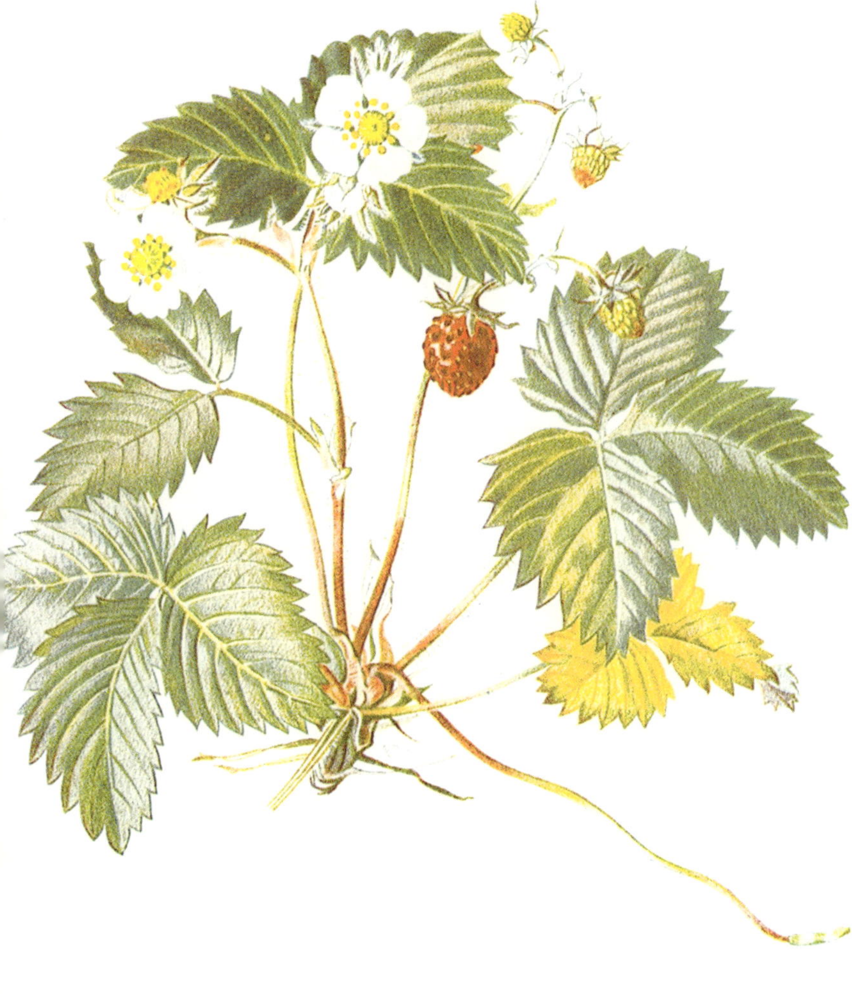

Wilde Erdbeere, *Fragaria vesca*

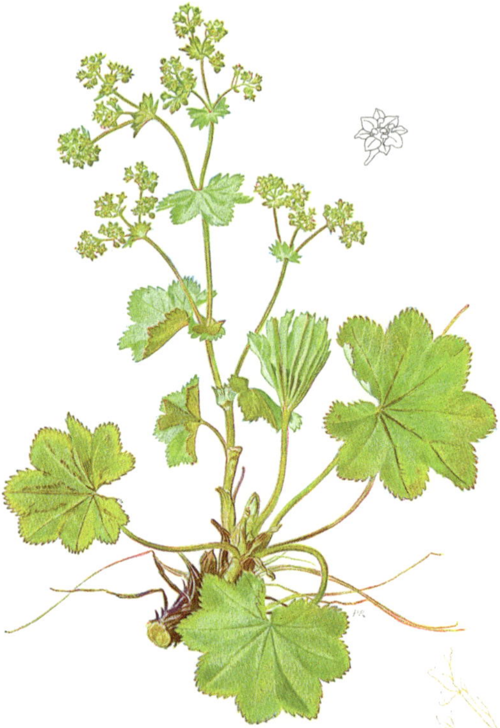

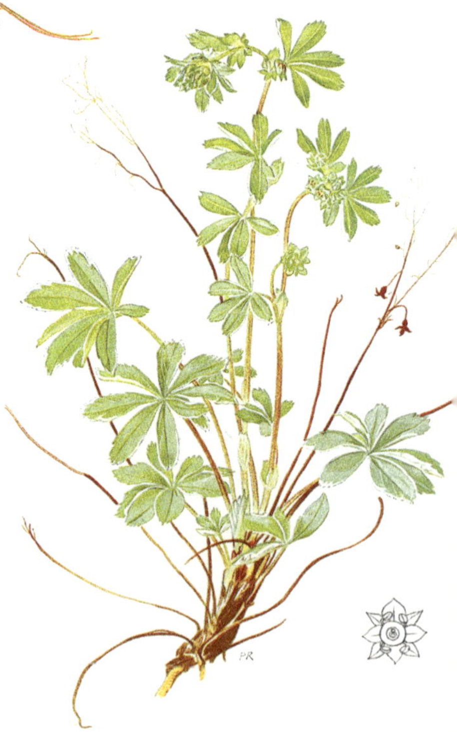

Frauenmantel, *Alchemilla vulgaris*
Silbermantel, *Alchemilla alpina*

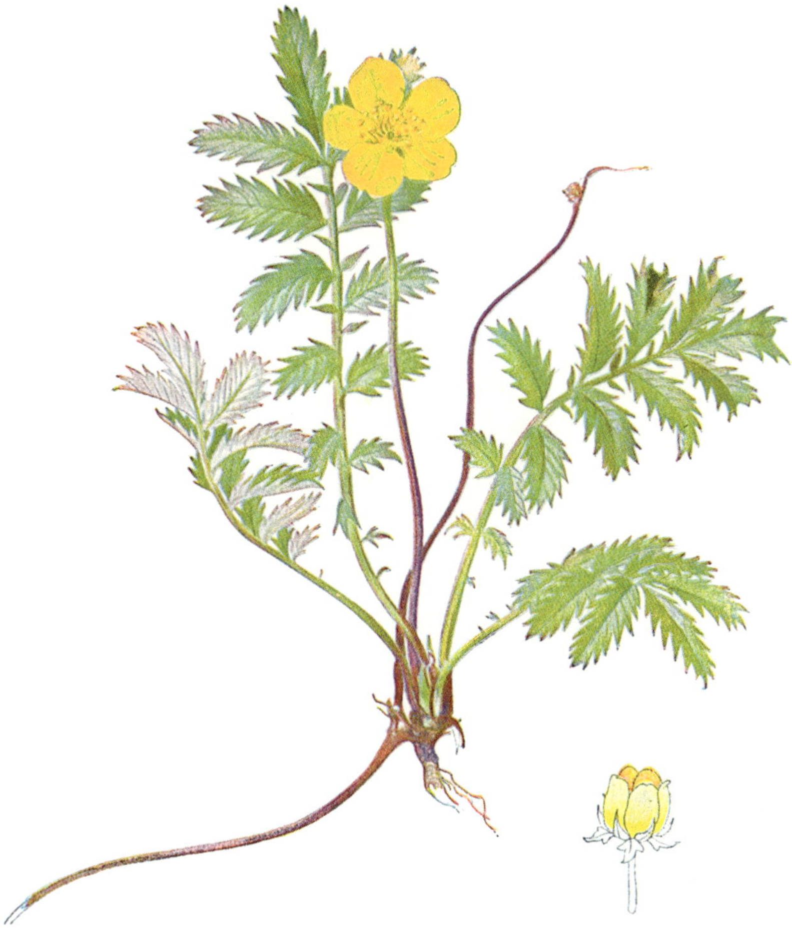

Gänsefingerkraut, *Potentilla anserina*

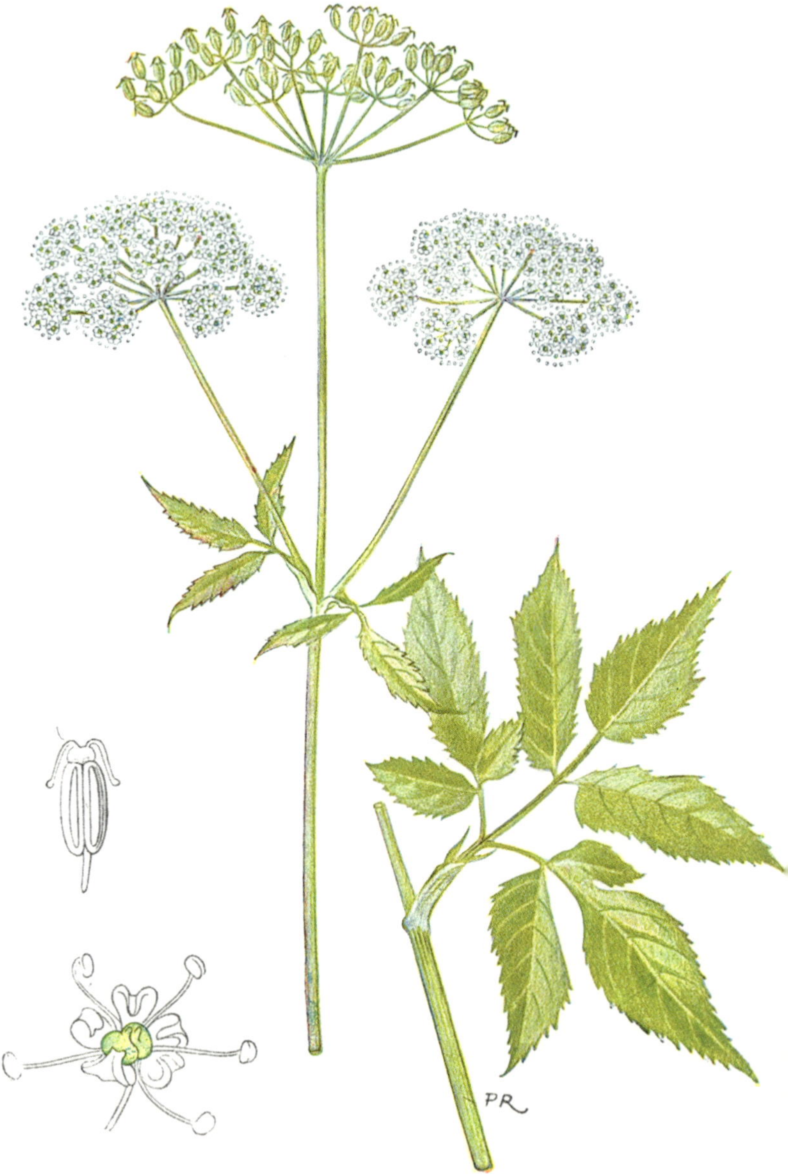

Geissfuss, *Aegopodium podagraria*

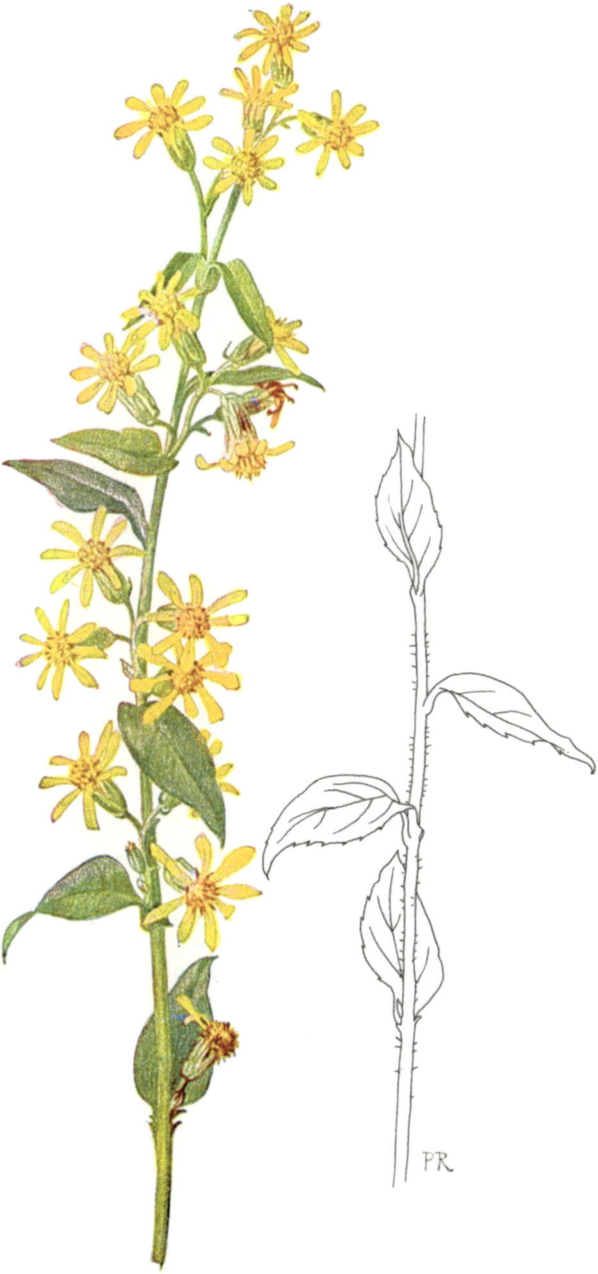

Goldrute, *Solidago virgaurea*

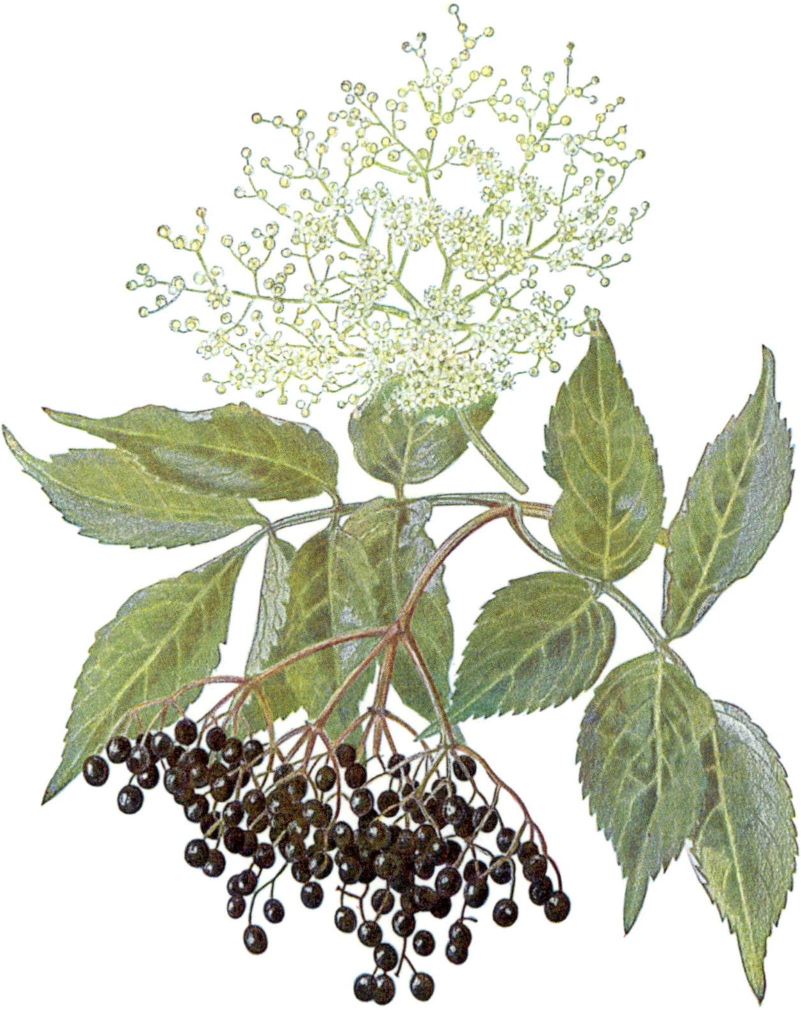

Holunder (Schwarzer), *Sambucus nigra*

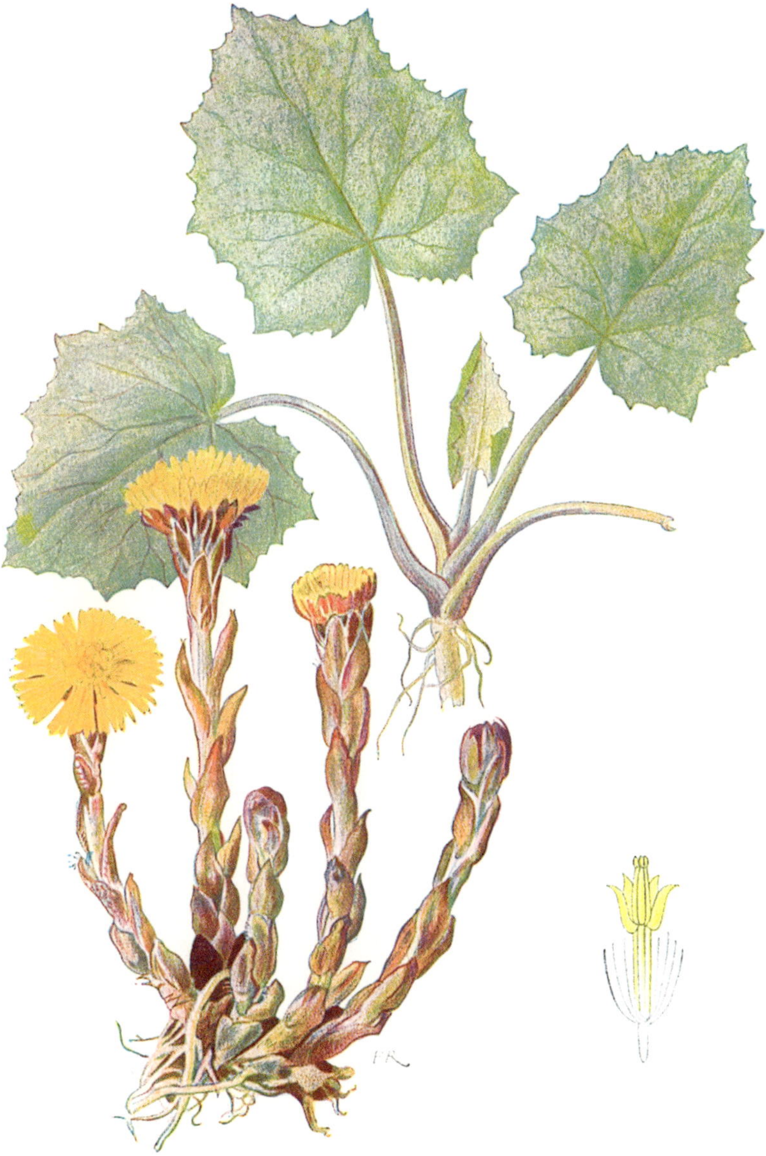

Huflattich, *Tussilago farfara*

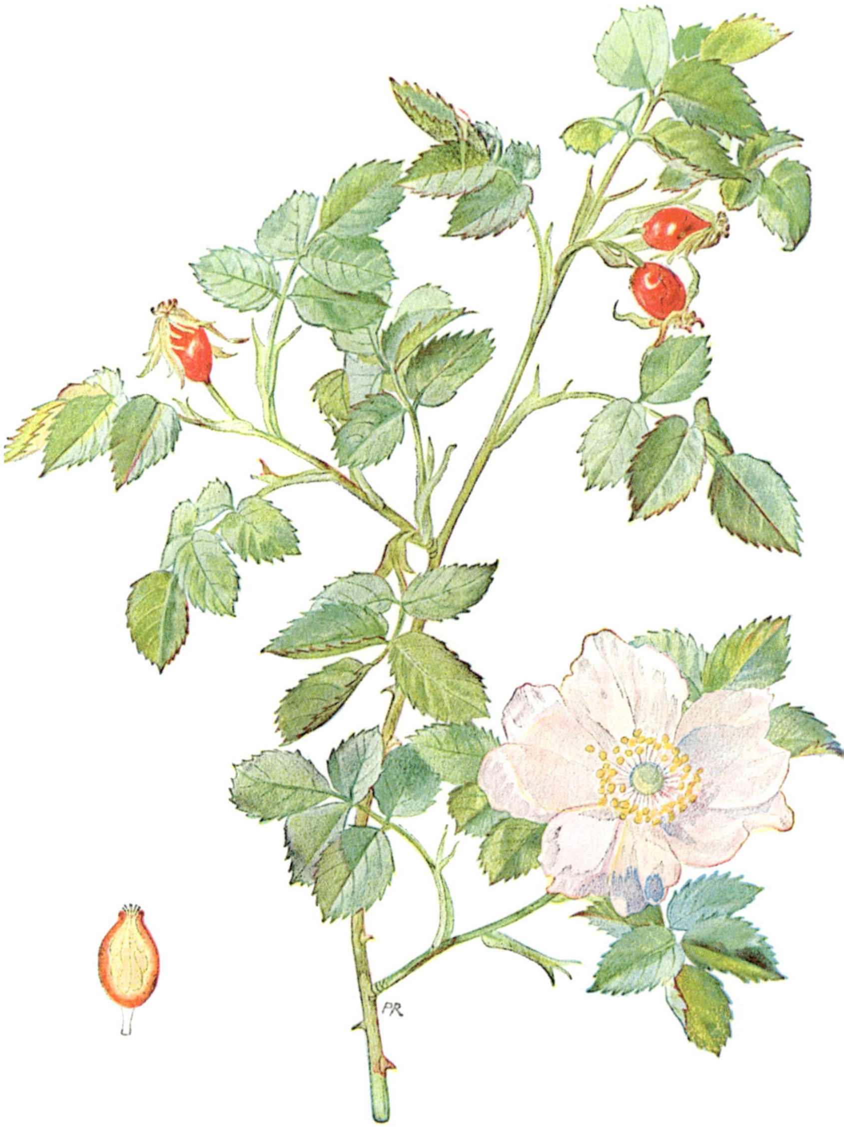

Hundsrose, Hagebutte, *Rosa canina*

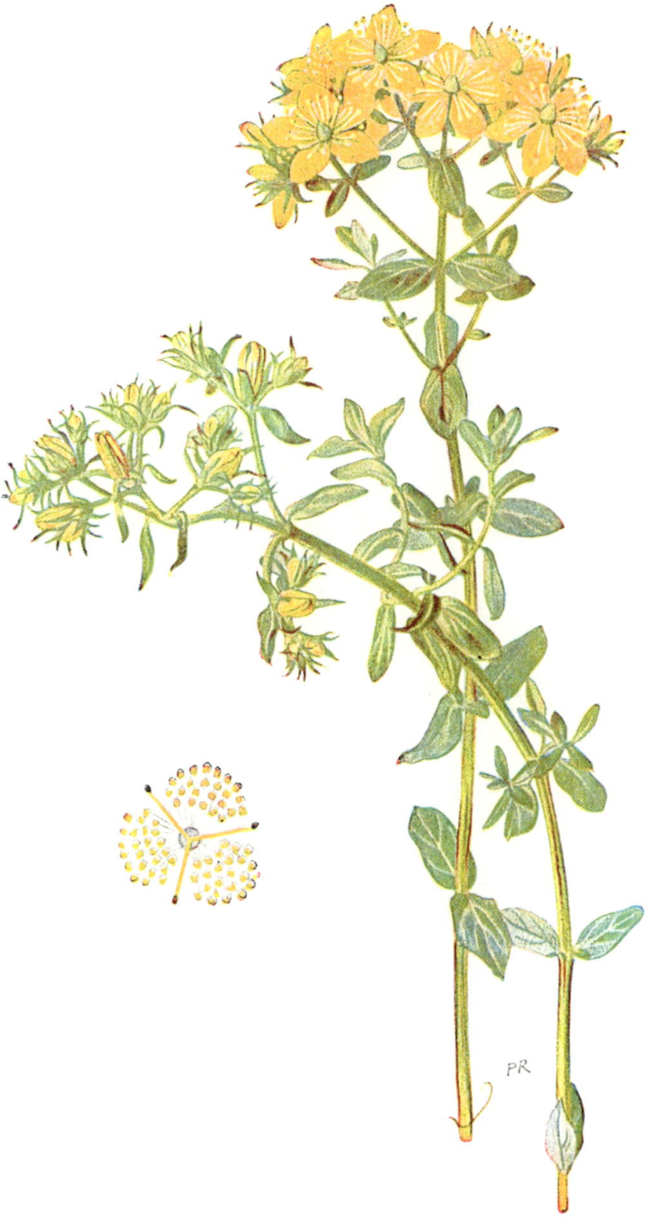

Johanniskraut, *Hypericum perforatum*

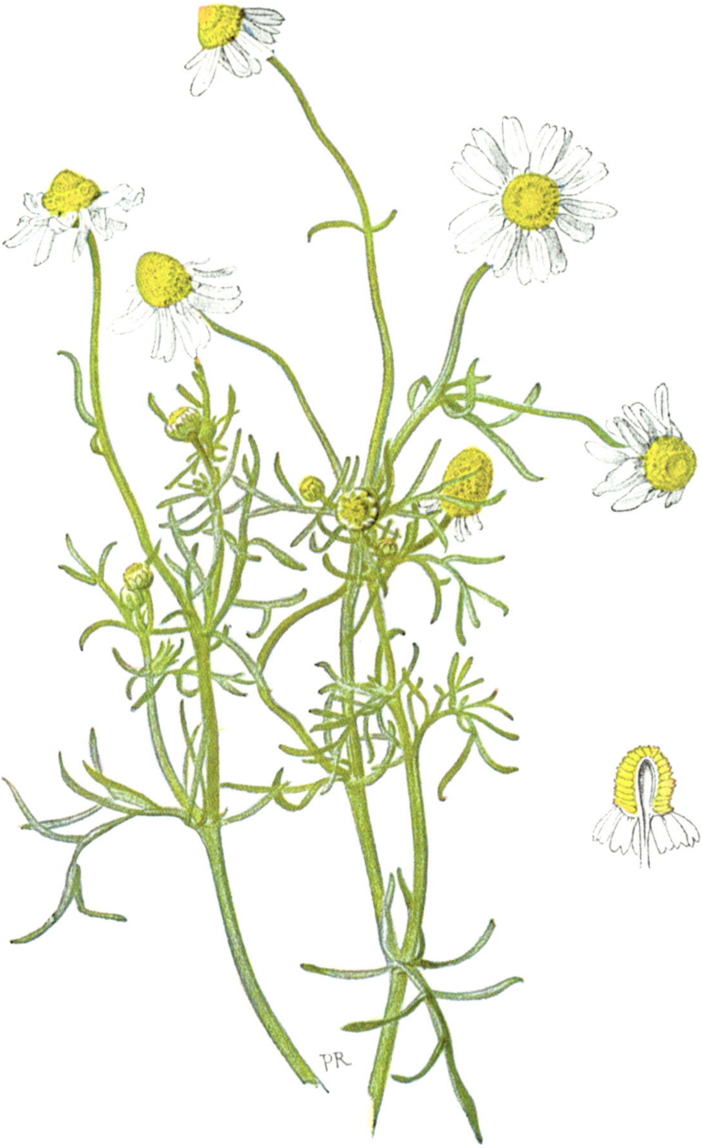

Kamille, *Matricaria chamomilla*

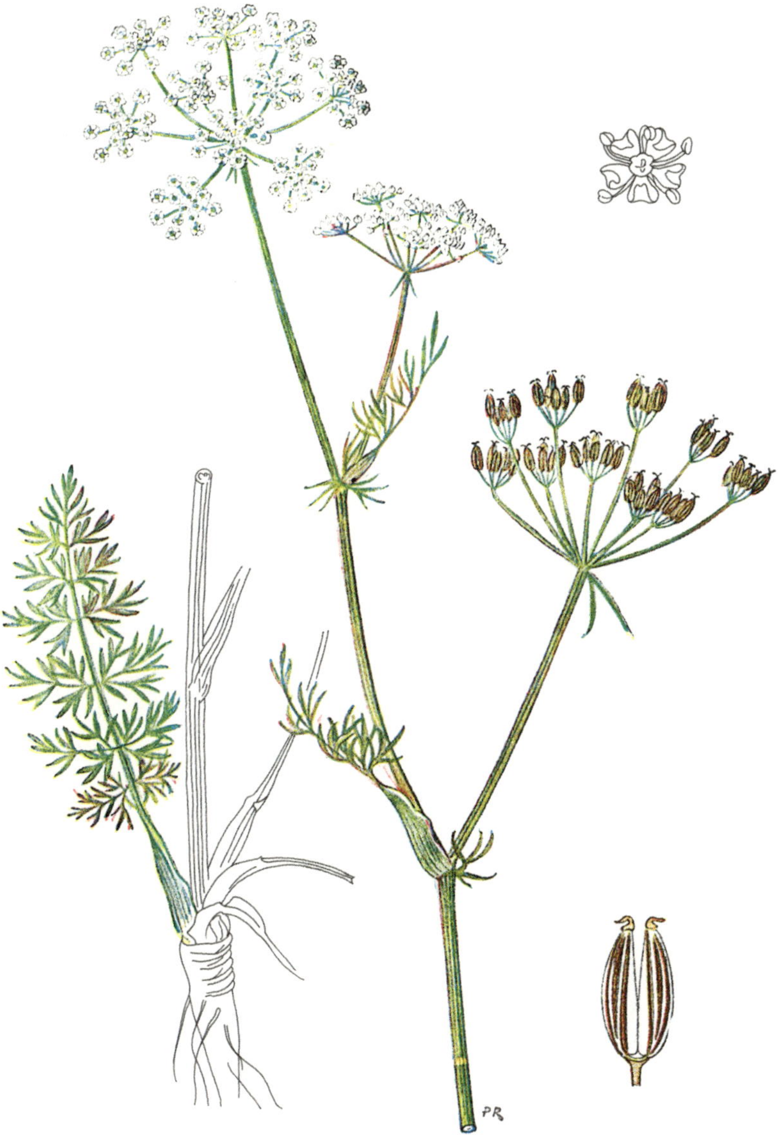

Kümmel (Wiesenkümmel), *Carum carvi*

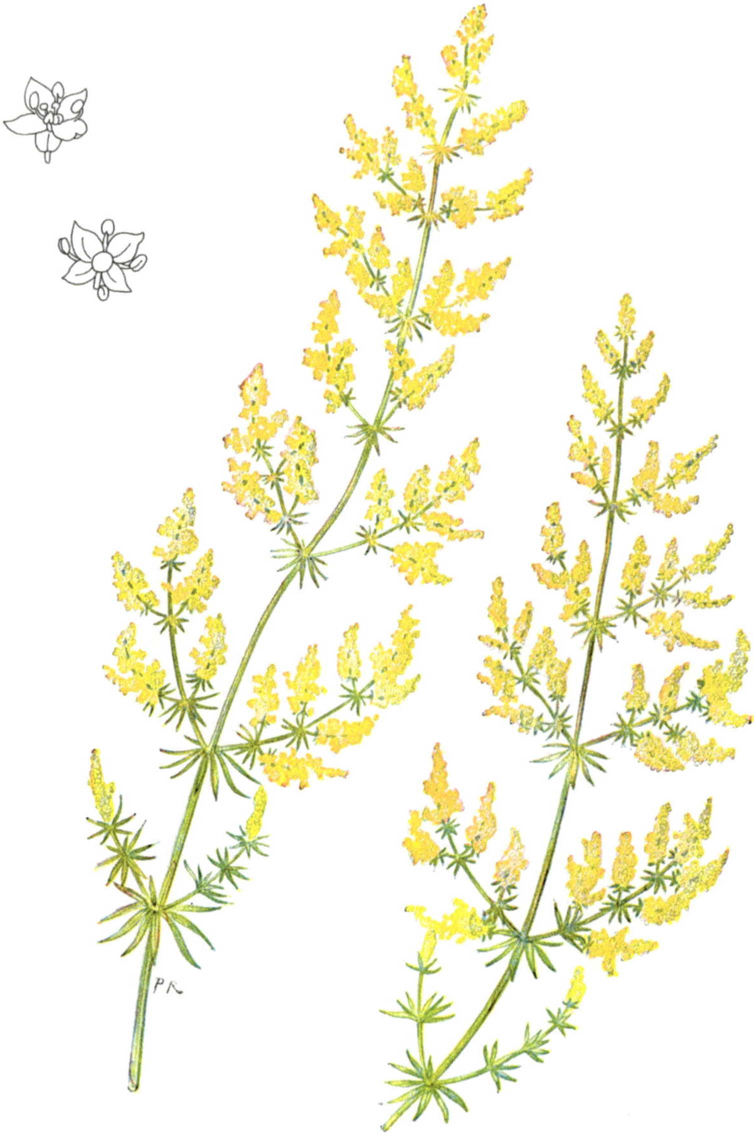

Echtes Labkraut, *Galium verum*

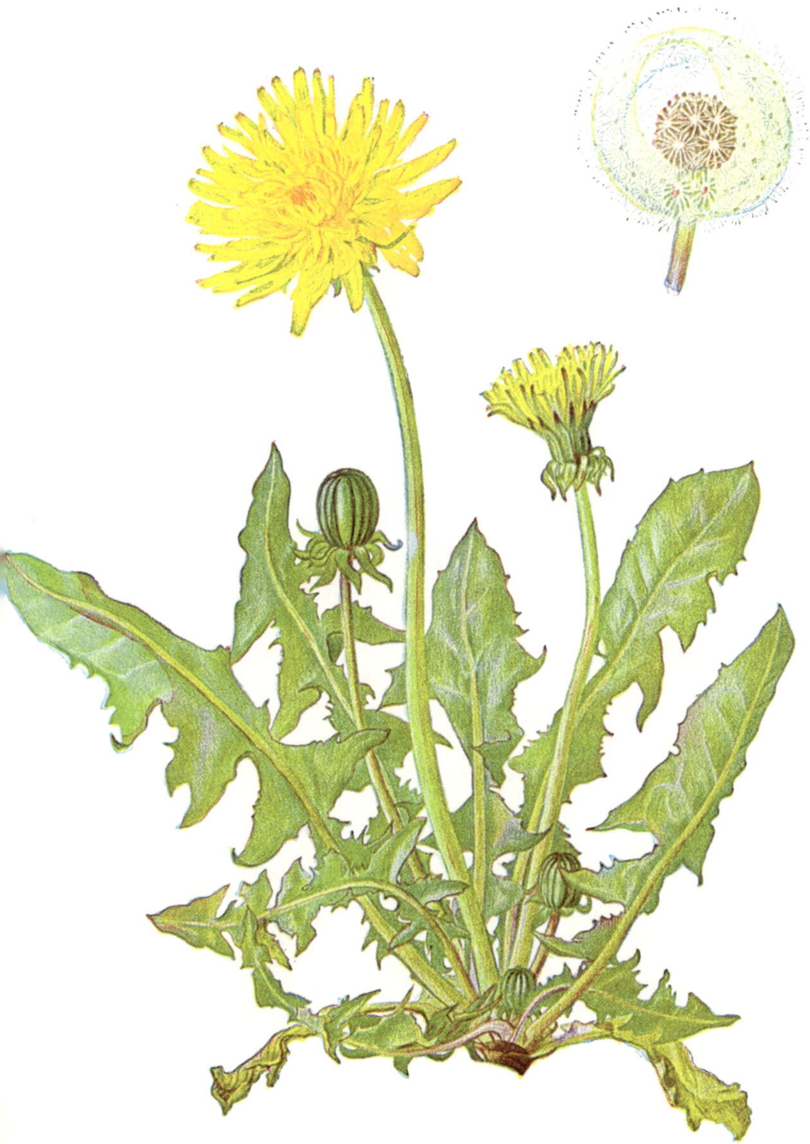

Löwenzahn, *Taraxacum officinale*

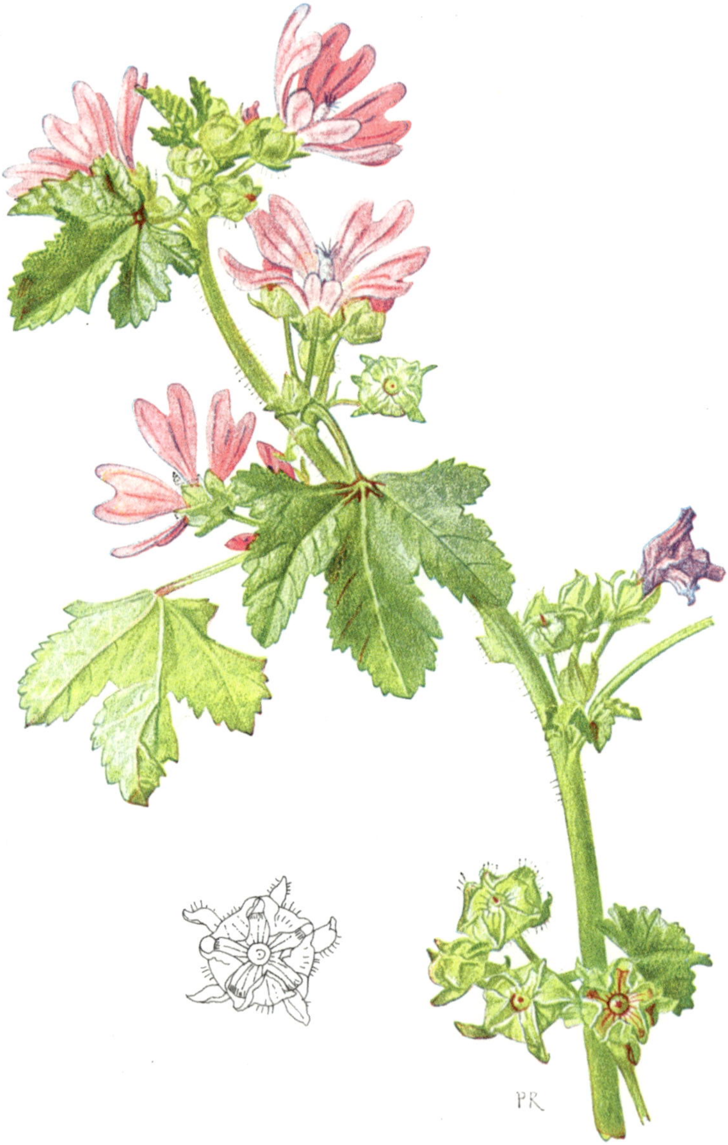

Malve, *Malva sylvestris*

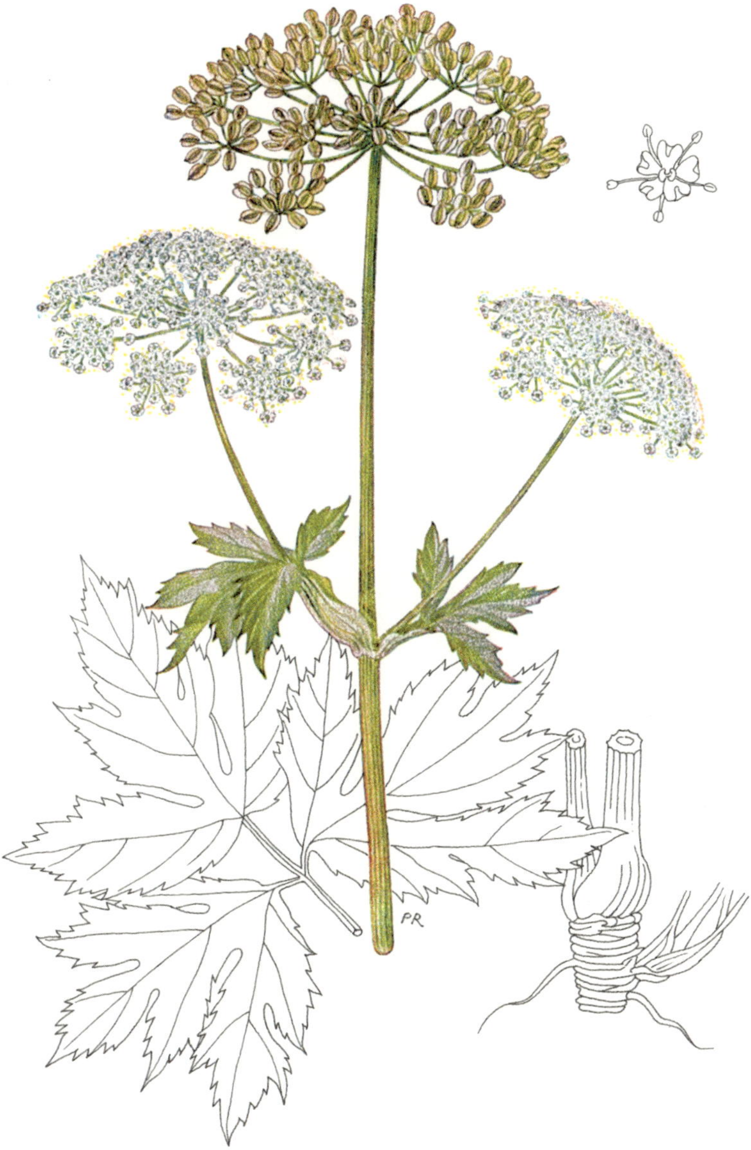

Meisterwurz, *Peucedanum ostruthium*

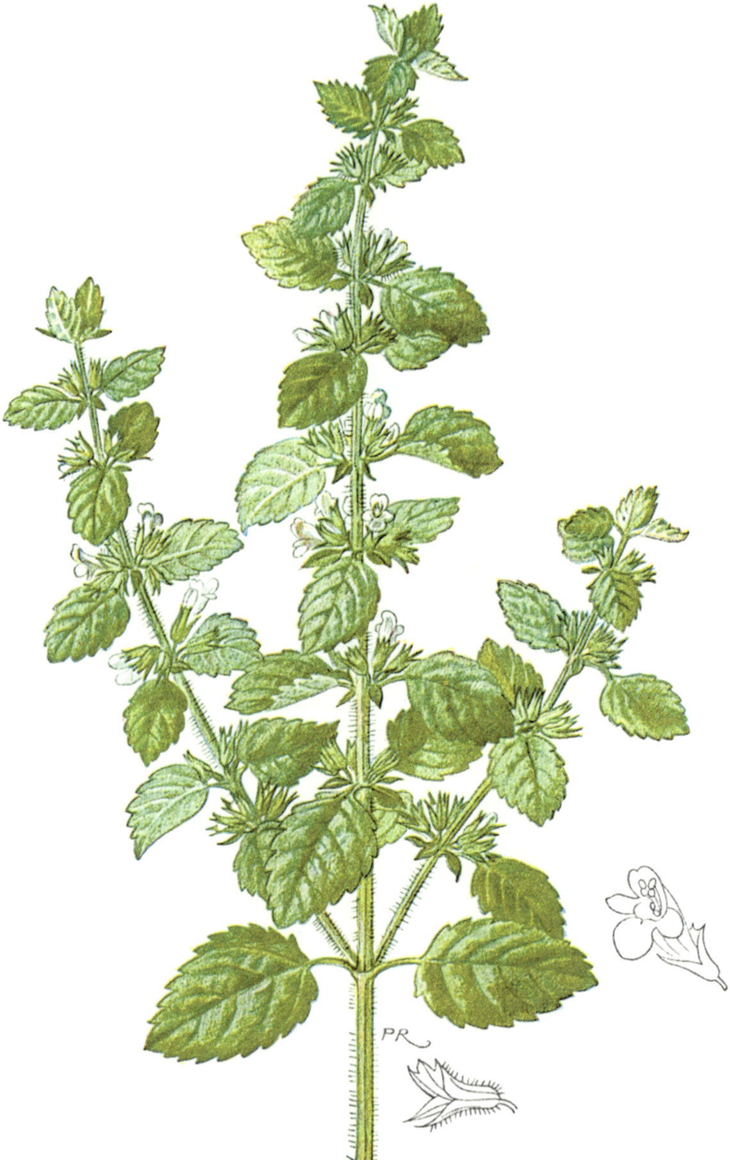

Melisse, Zitronenmelisse, *Melissa officinalis*

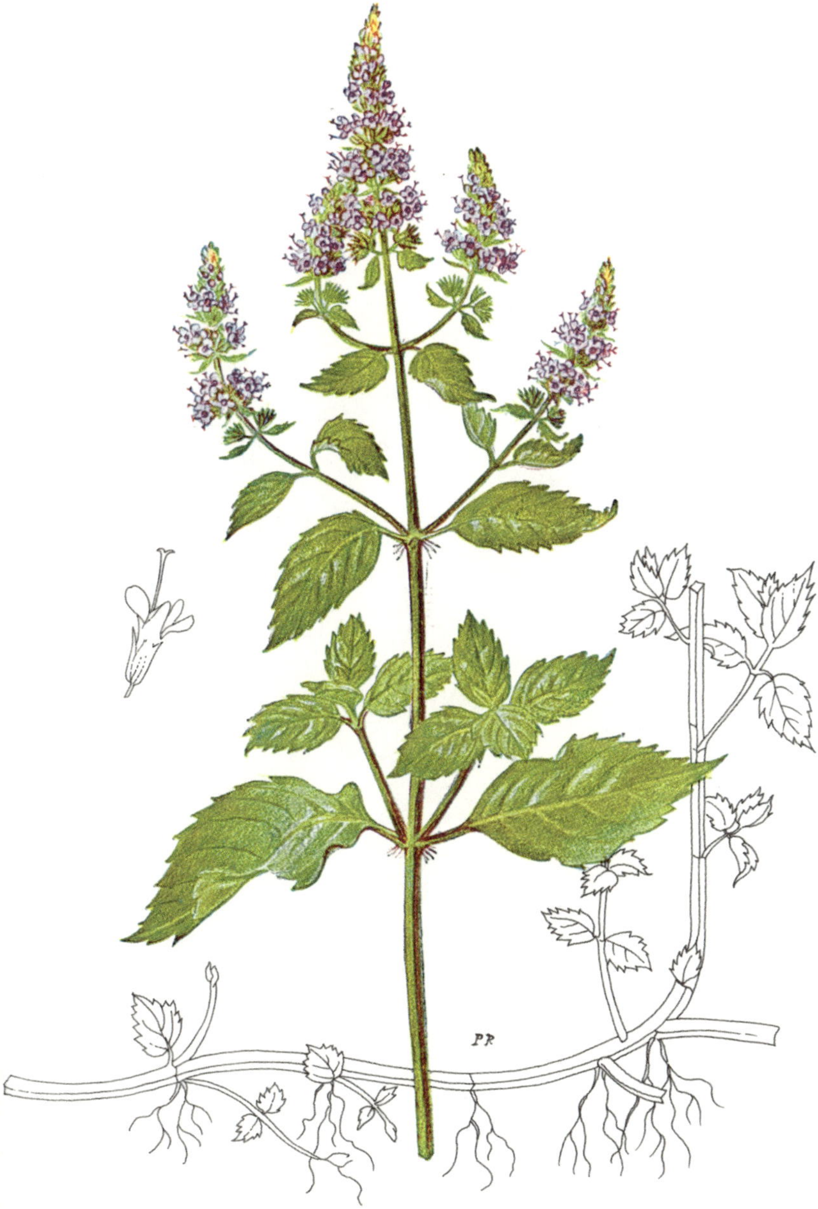

Pfefferminze, *Mentha piperita*

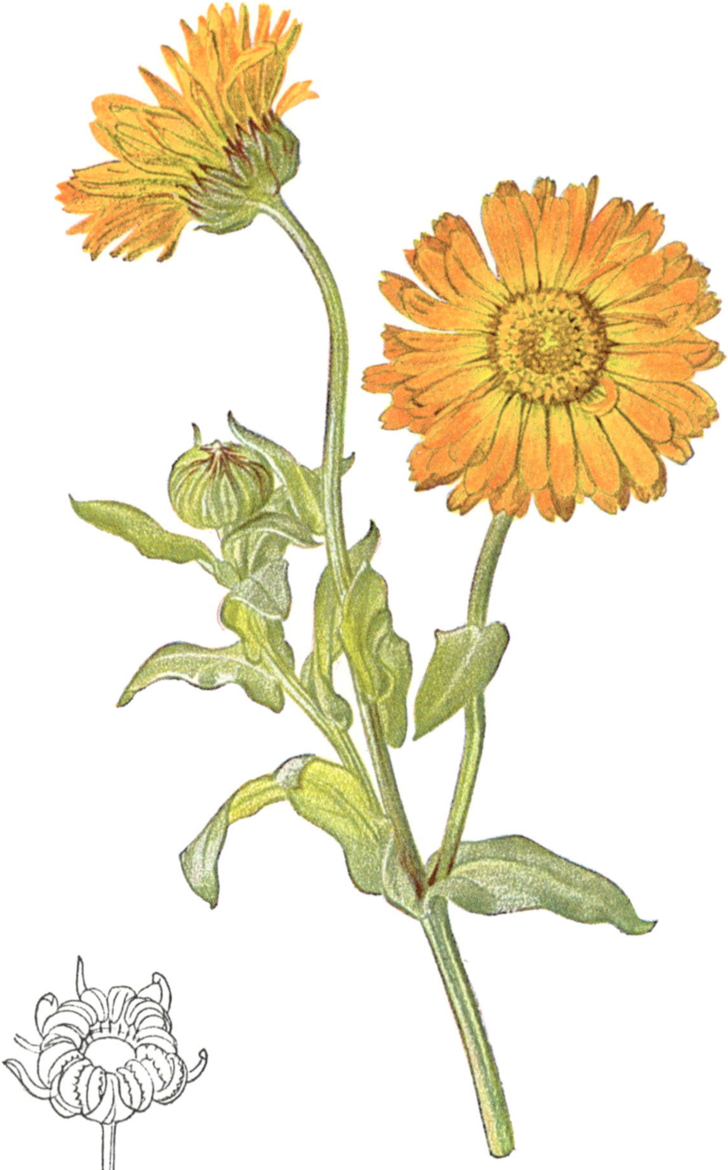

Ringelblume, *Calendula officinalis*

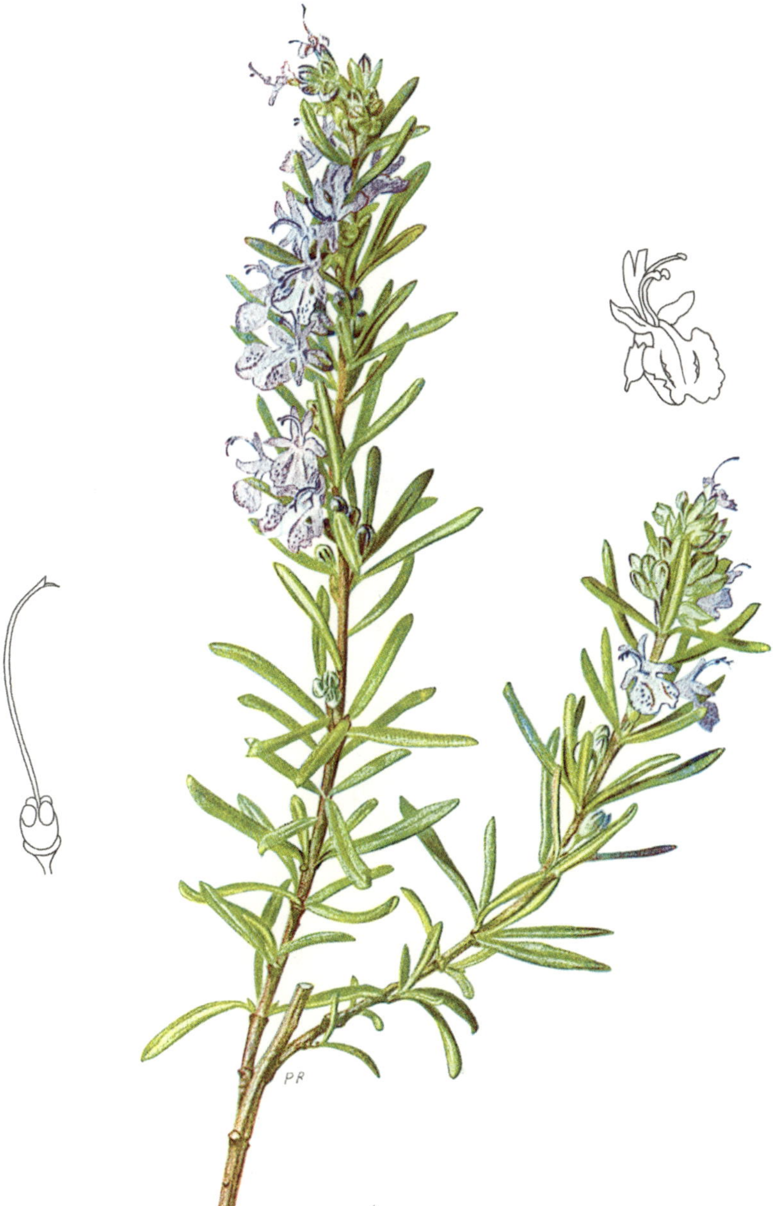

Rosmarin, *Rosmarinus officinalis*

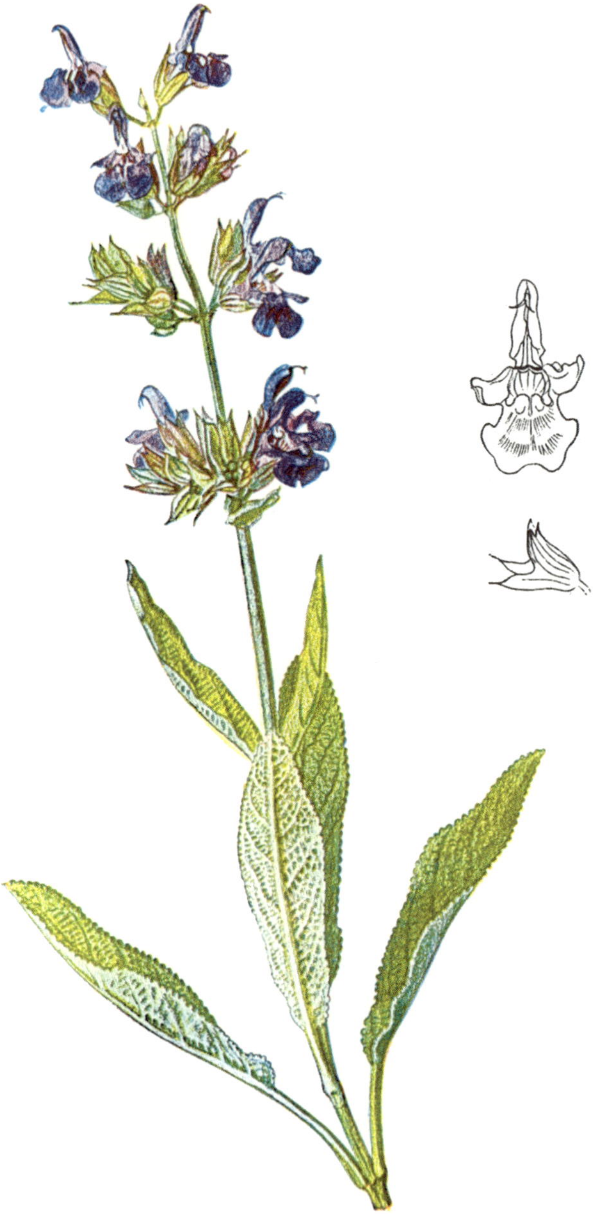

Salbei, *Salvia officinalis*

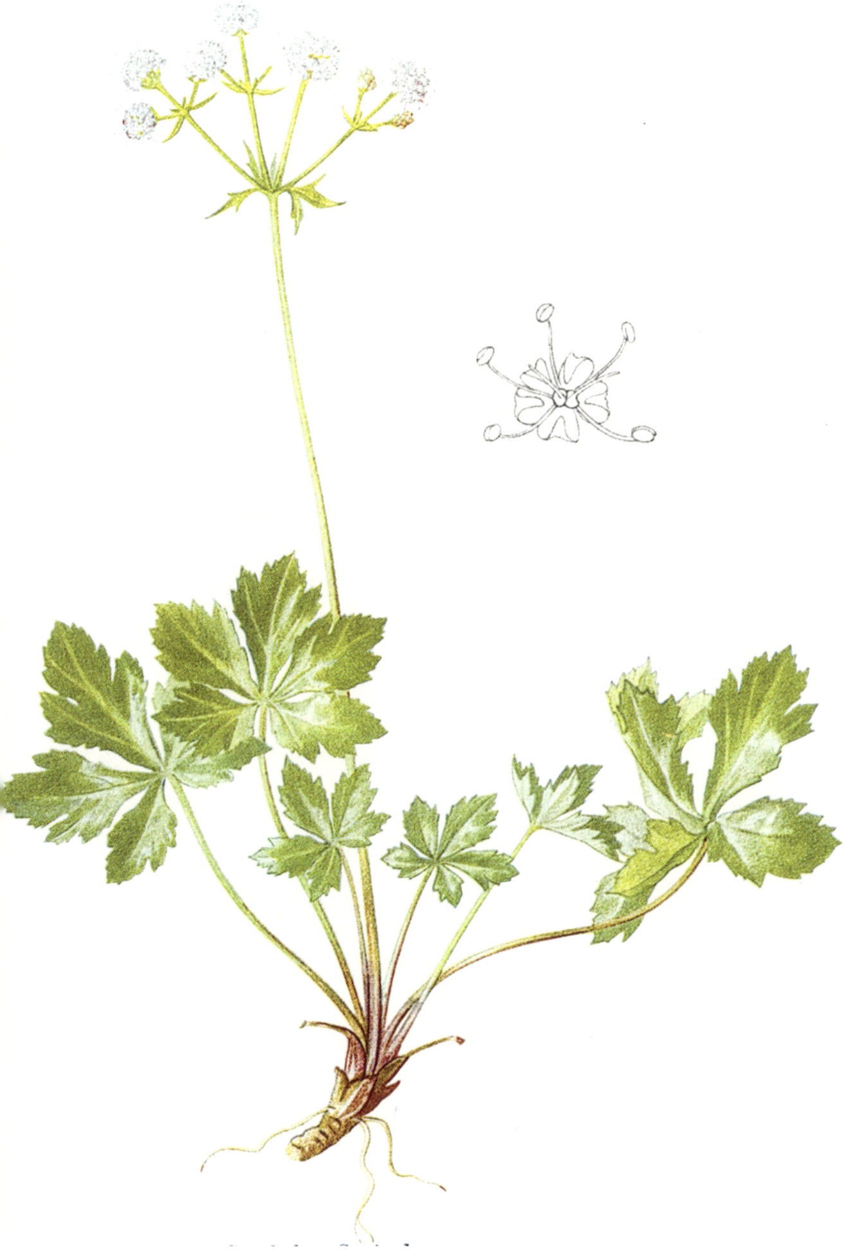

Sanikel, *Sanicula europaea*

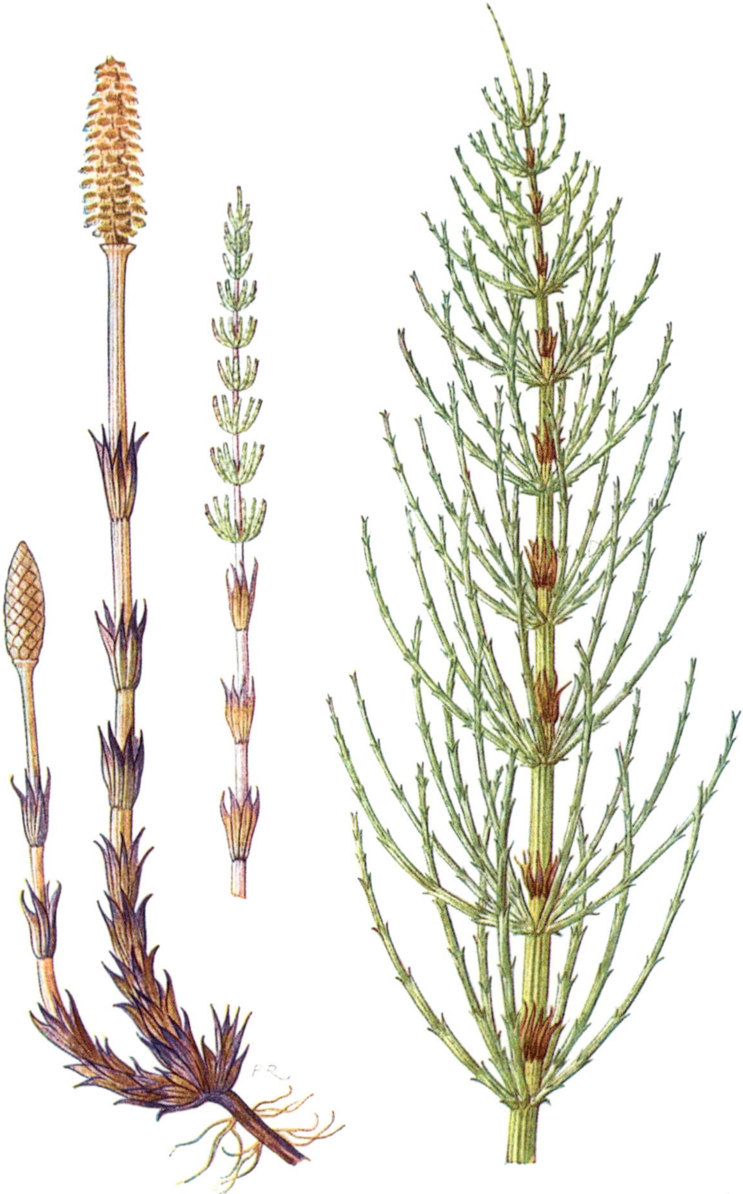

Schachtelhalm (Ackerschachtelhalm), *Equisetum arvense*

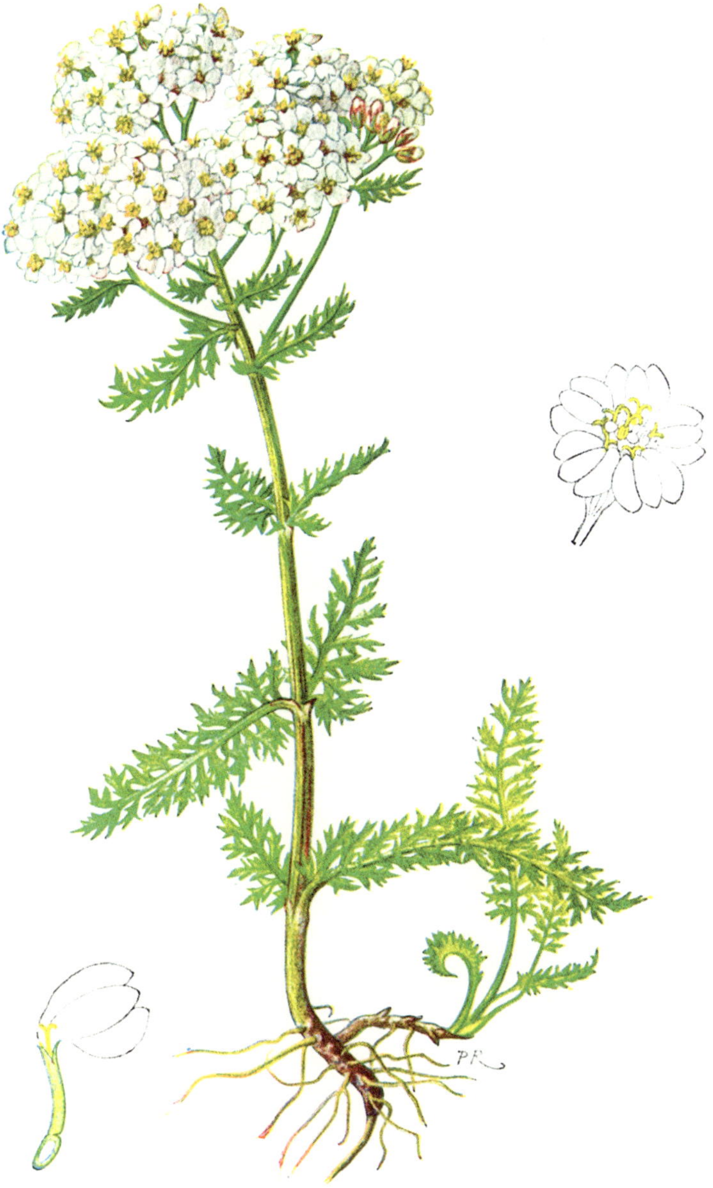

Schafgarbe, *Achillea millefolium*

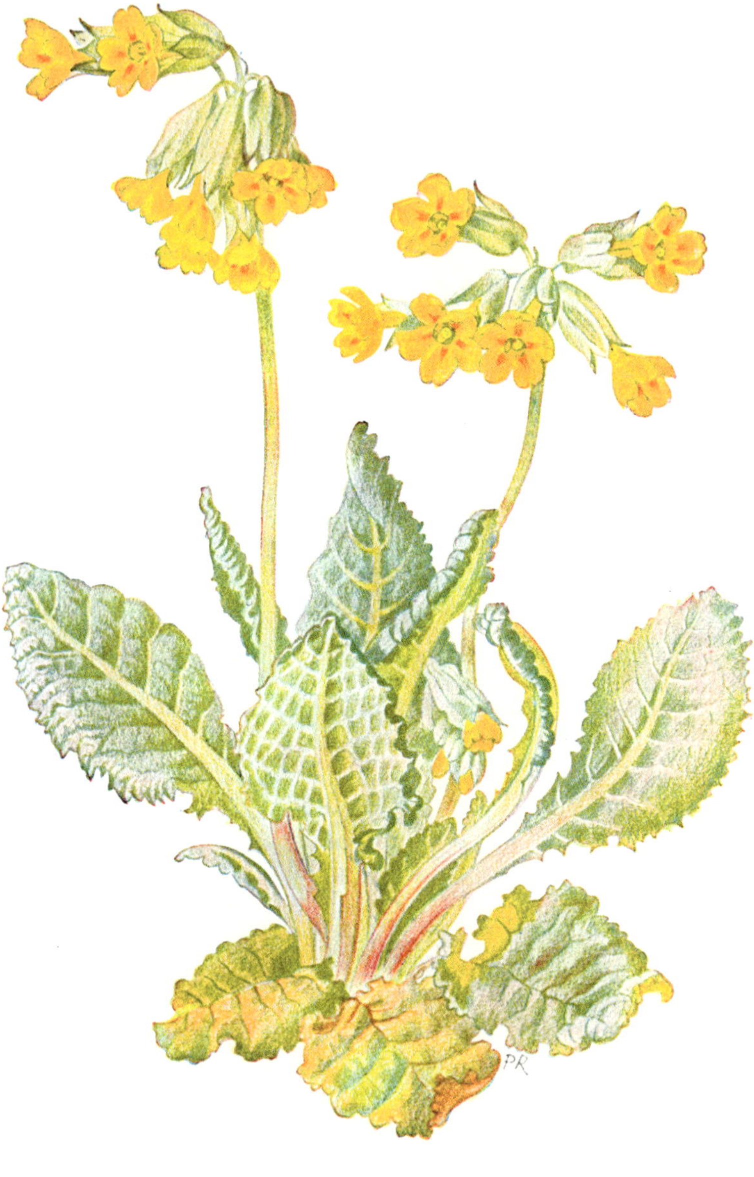

Schlüsselblume, *Primula officinalis*

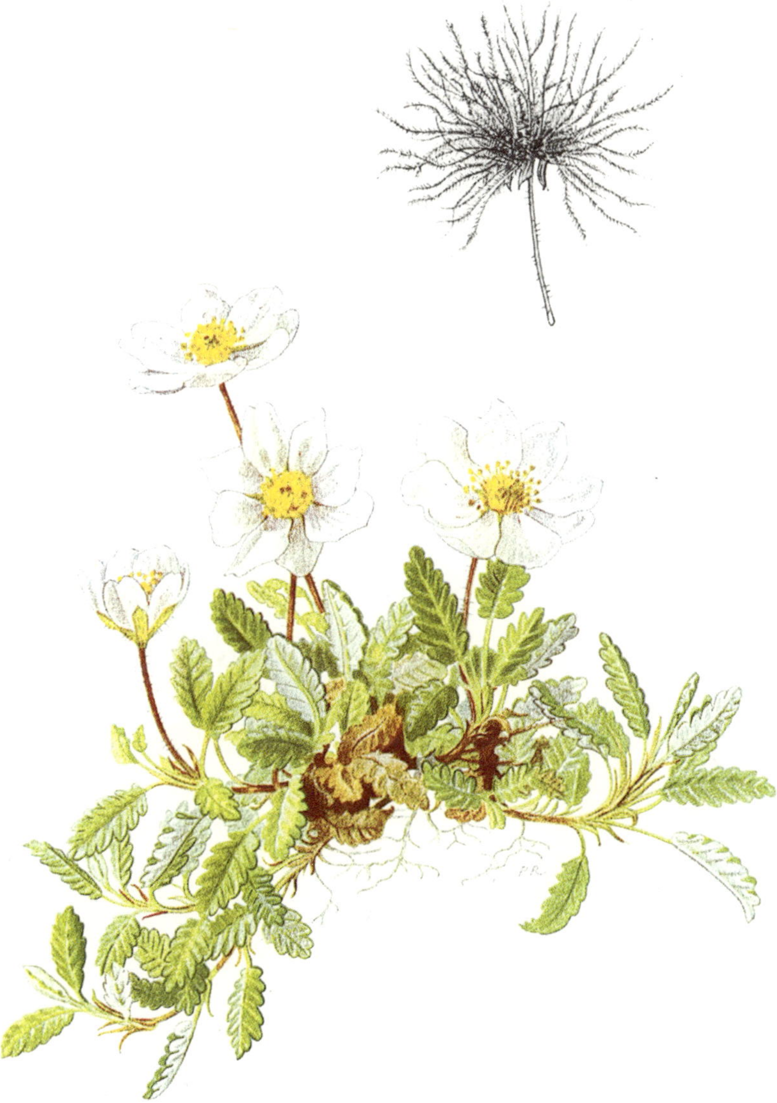

Silberwurz, *Dryas octopetala*

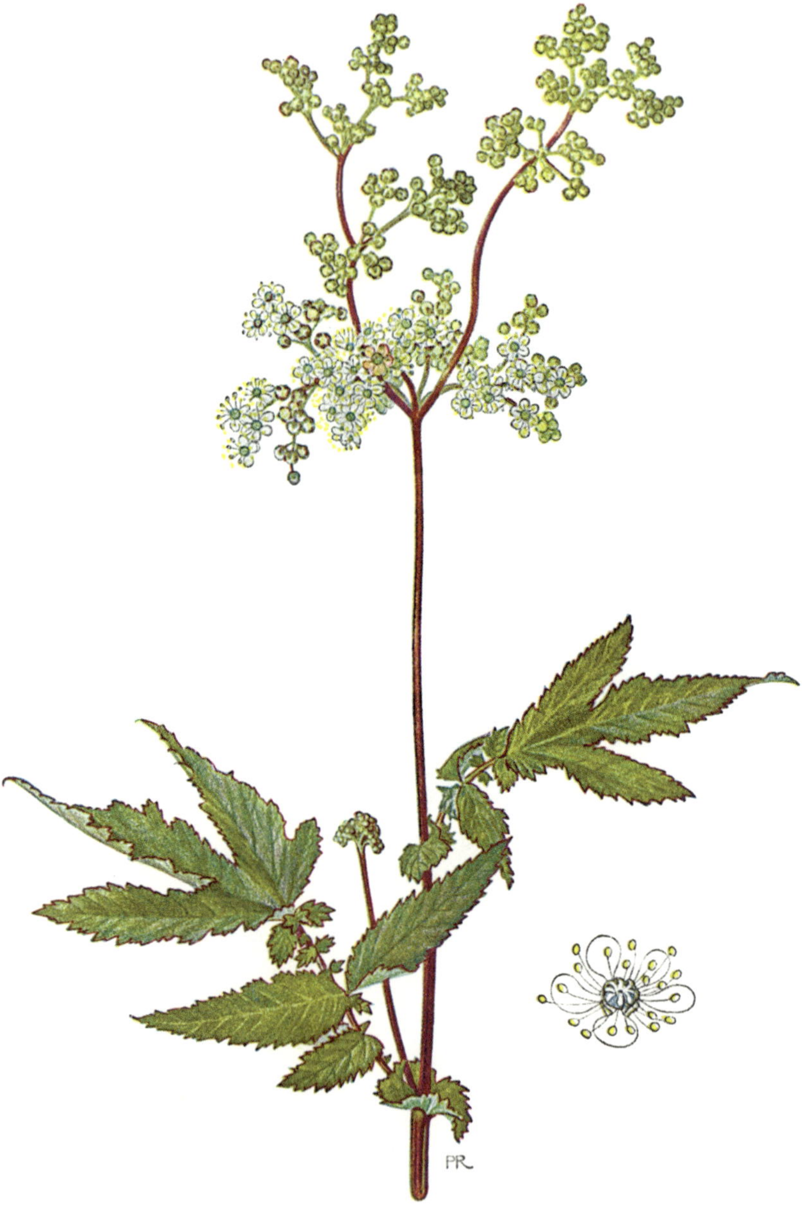

Spierstaude, Moorgeissbart, Mädesüss, *Filipendula ulmaria*

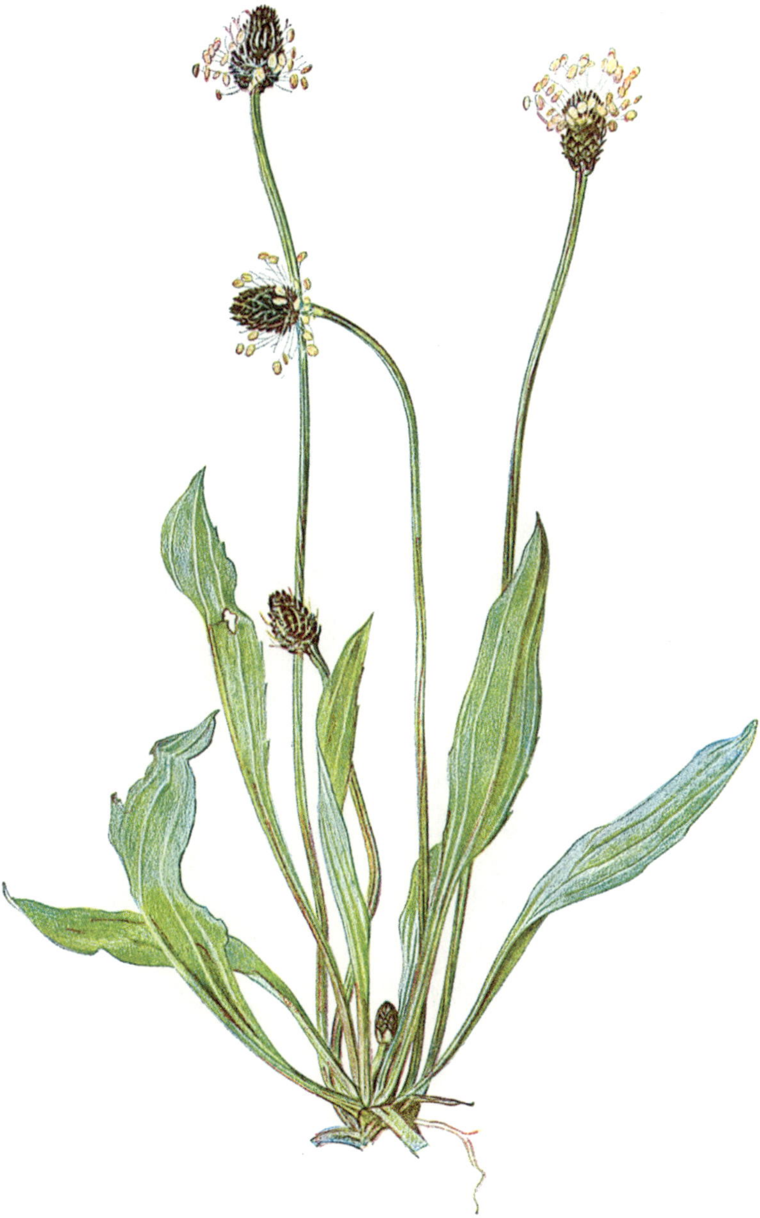

Spitzwegerich, *Plantago lanceolata*

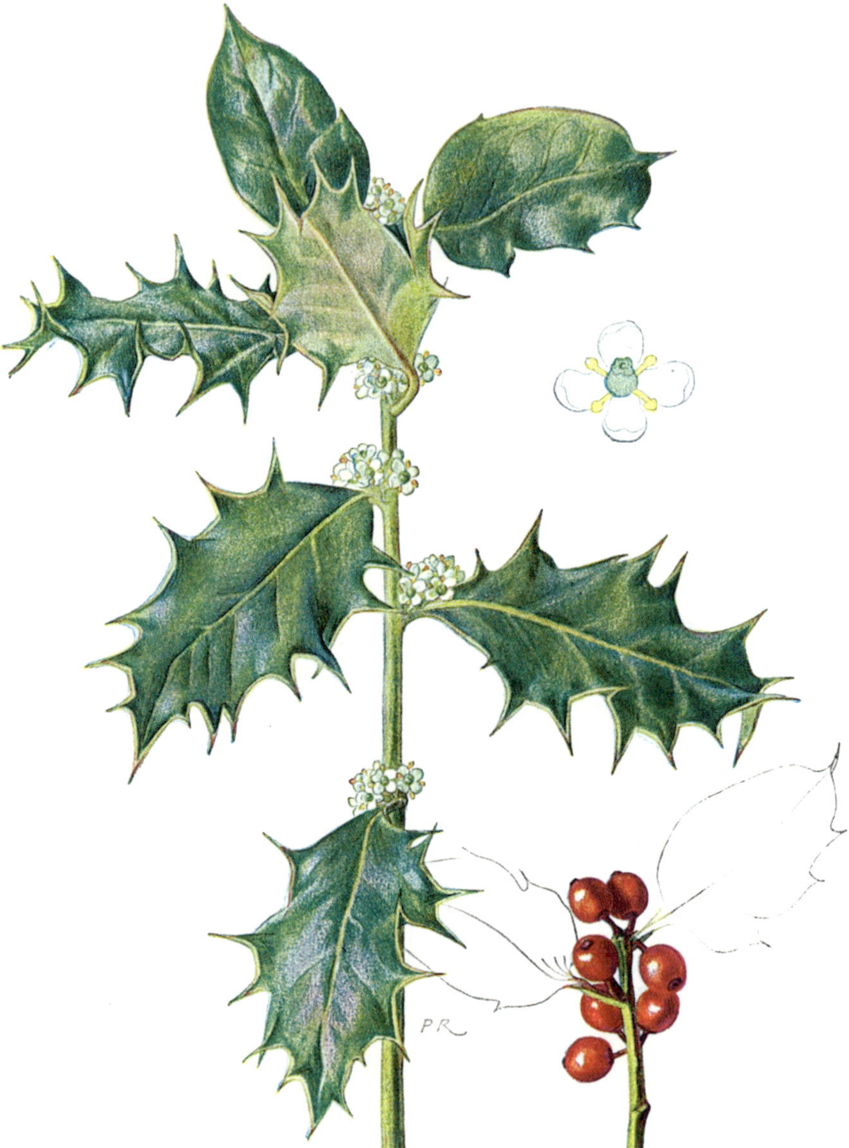

Stechpalme, *Ilex aquifolium*

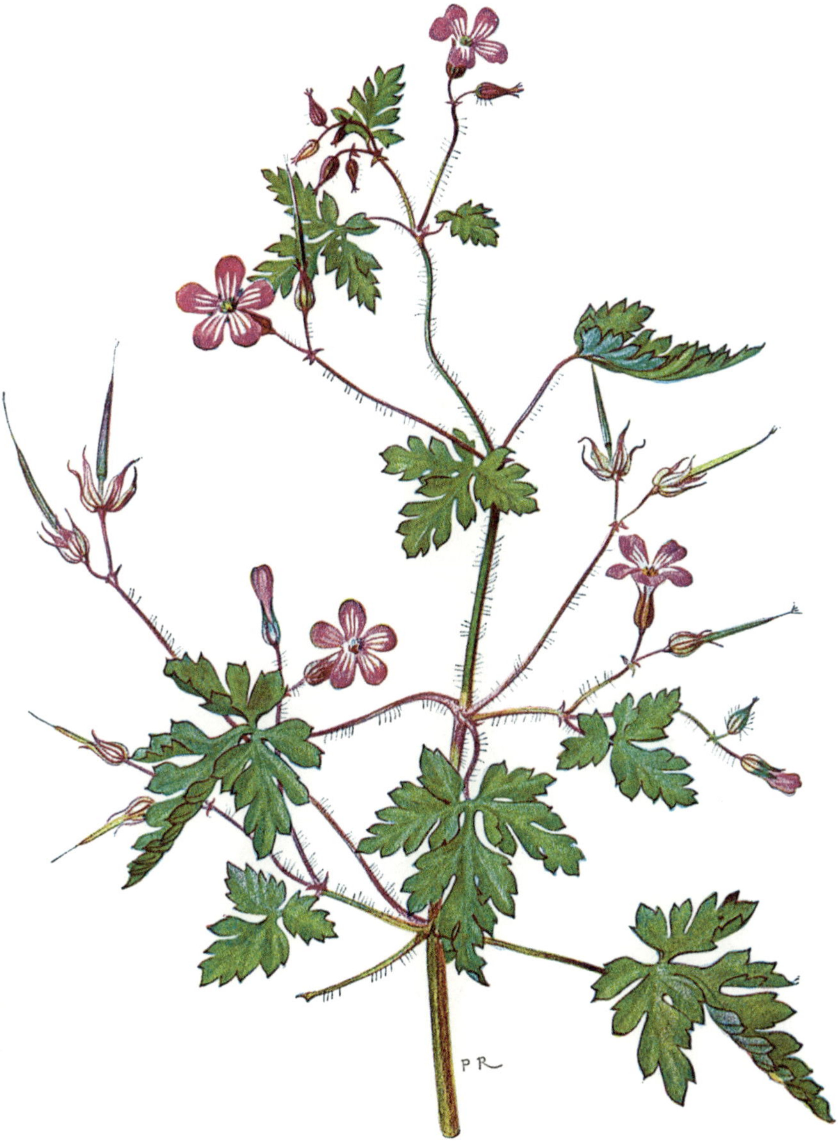

Storchschnabel, *Geranium robertianum*

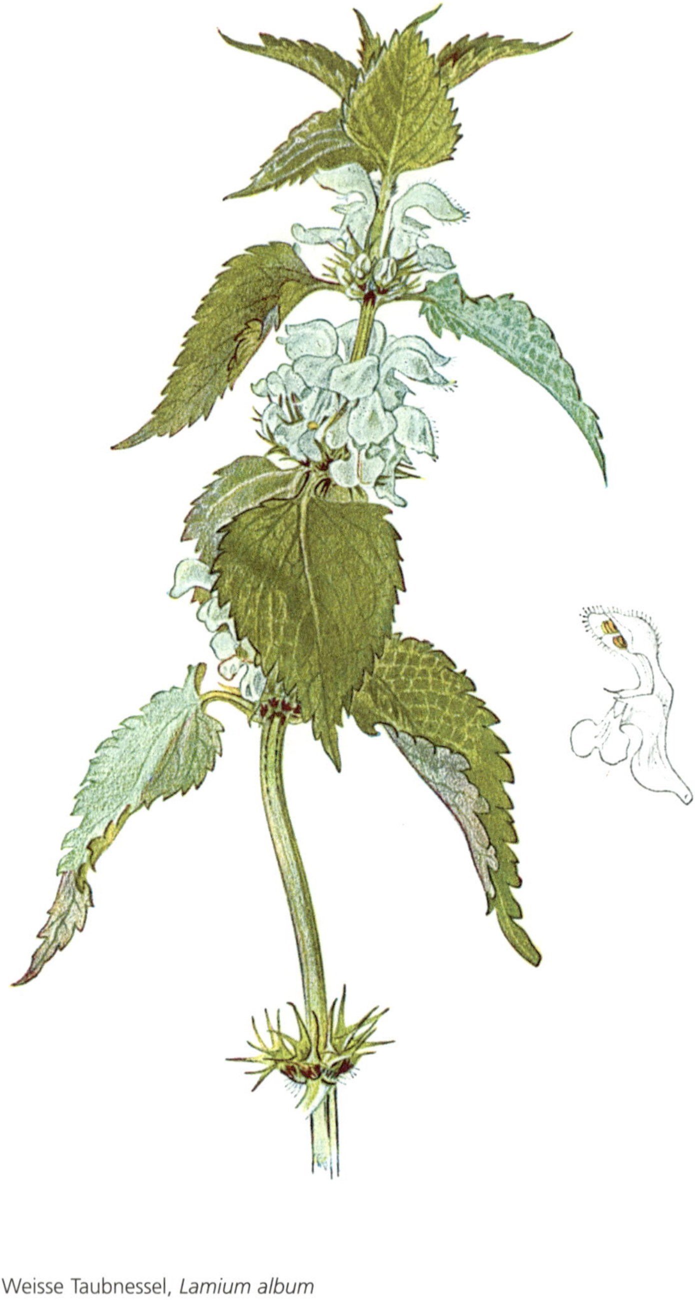

Weisse Taubnessel, *Lamium album*

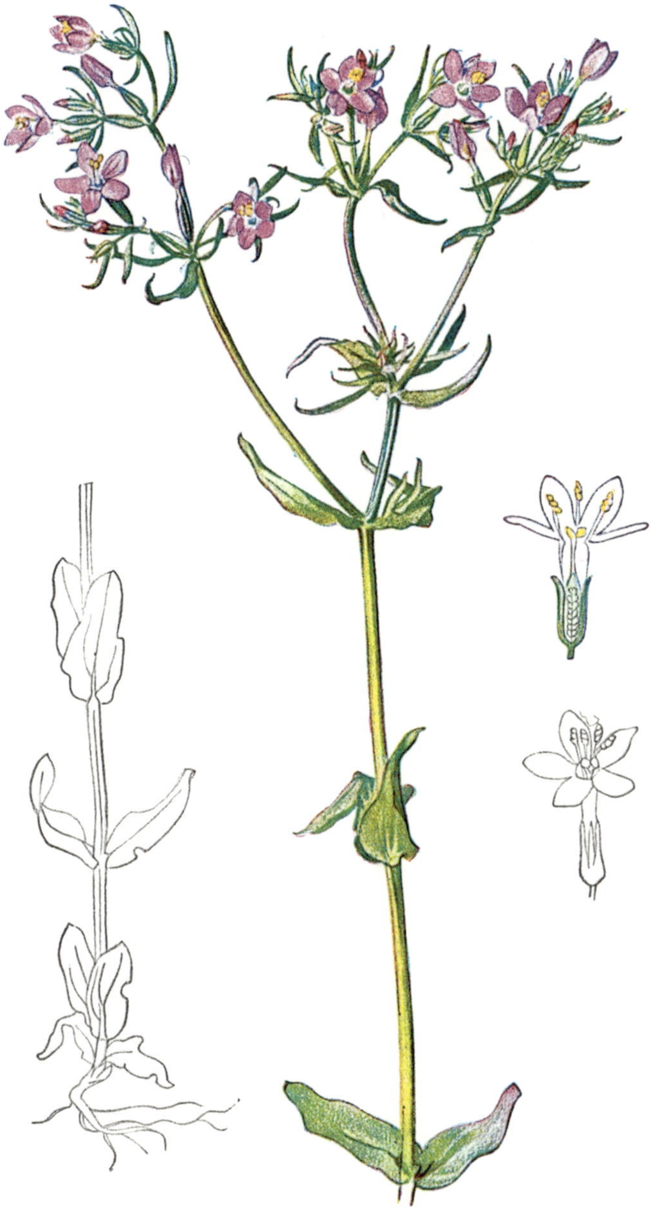

Tausendgüldenkraut, *Centaurium erythraea*

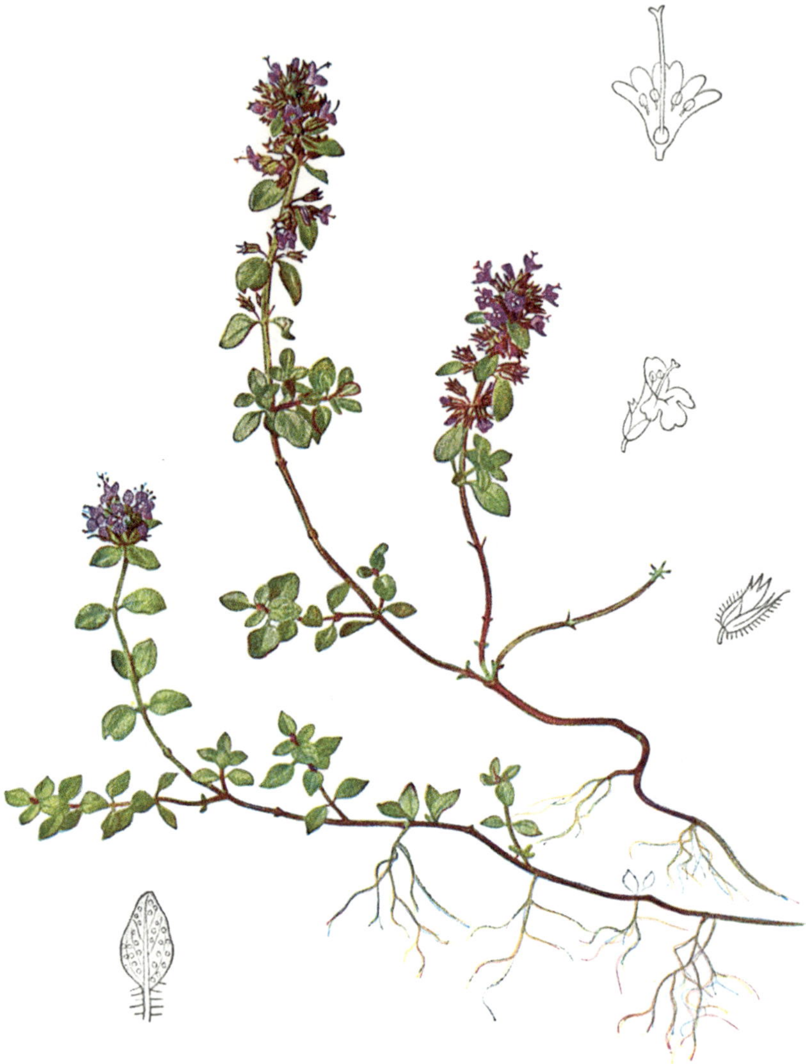

Thymian (Feldthymian), *Thymus serpyllum*

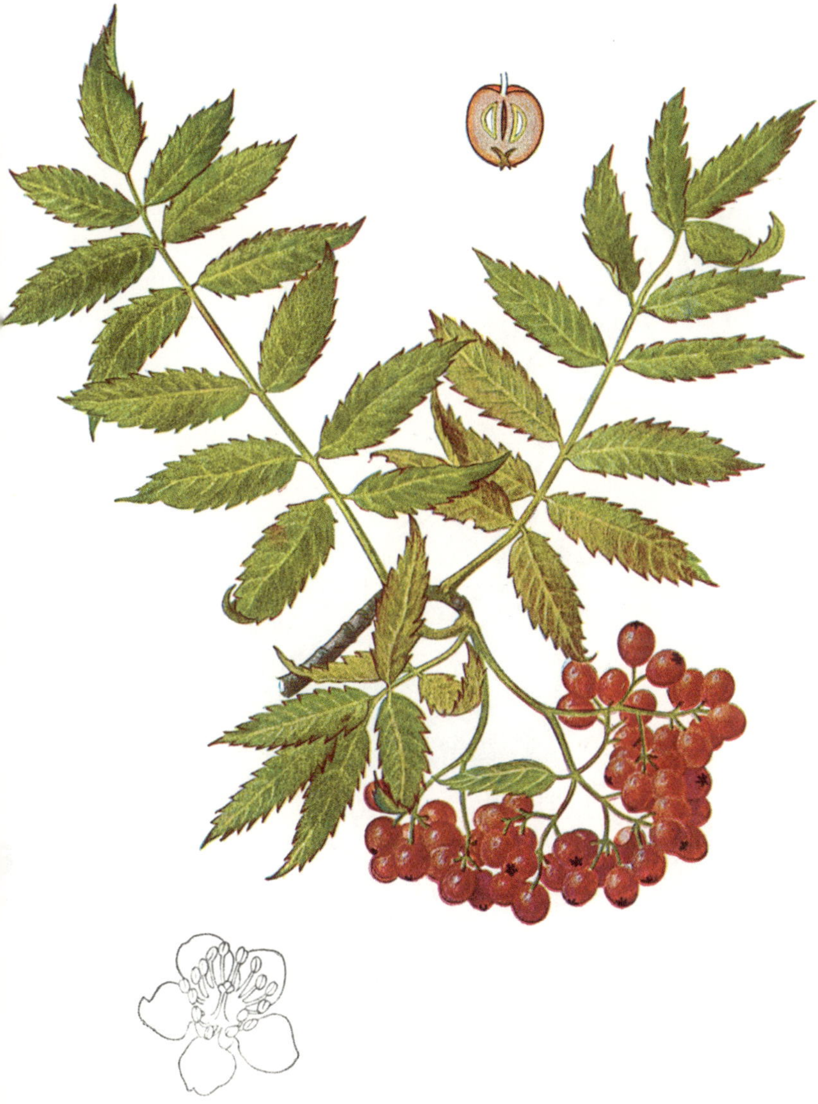

Vogelbeere, *Sorbus aucuparia*

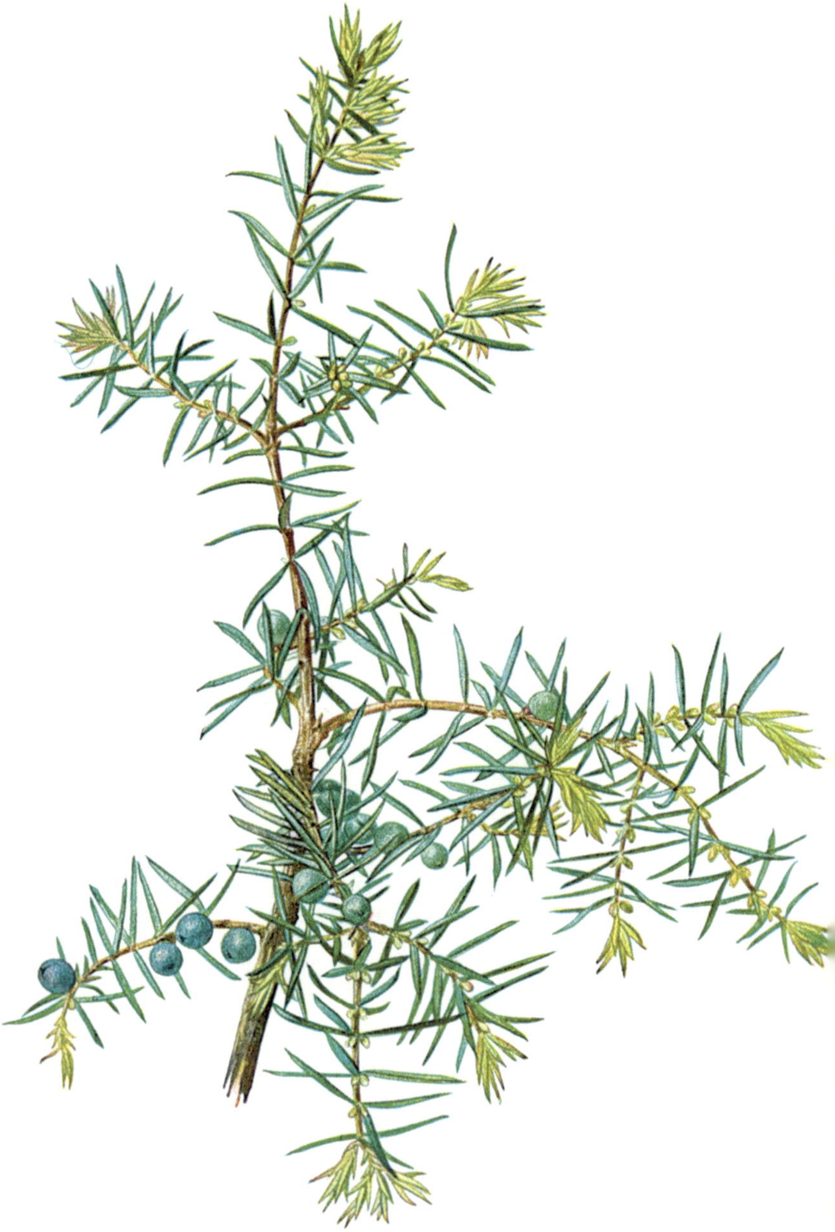

Wacholder, *Juniperus communis*

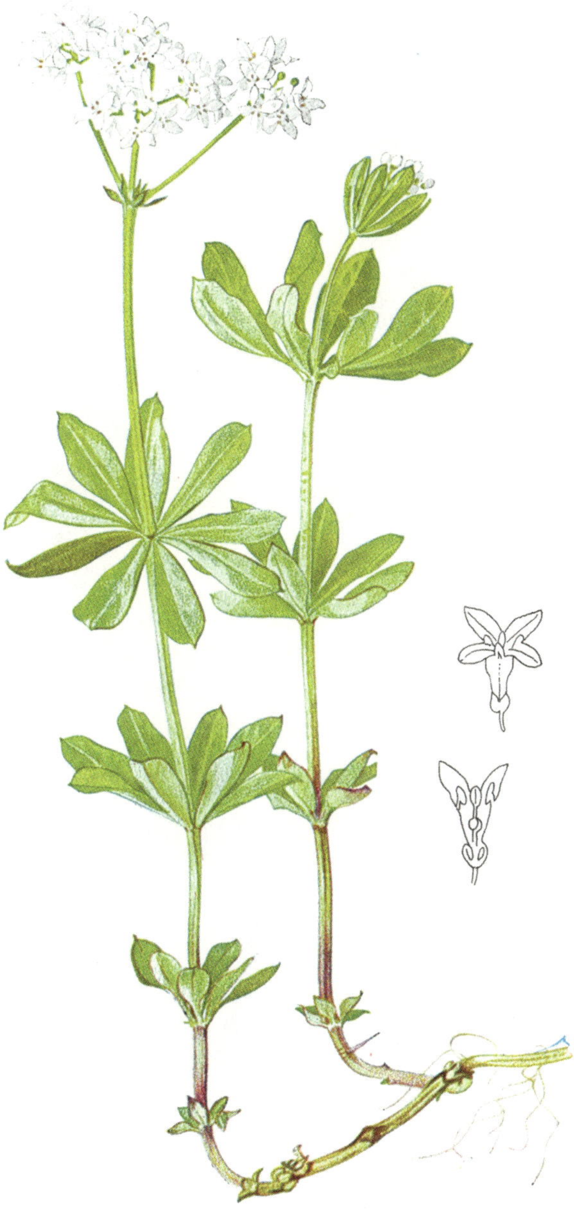

Waldmeister, *Galium odoratum*

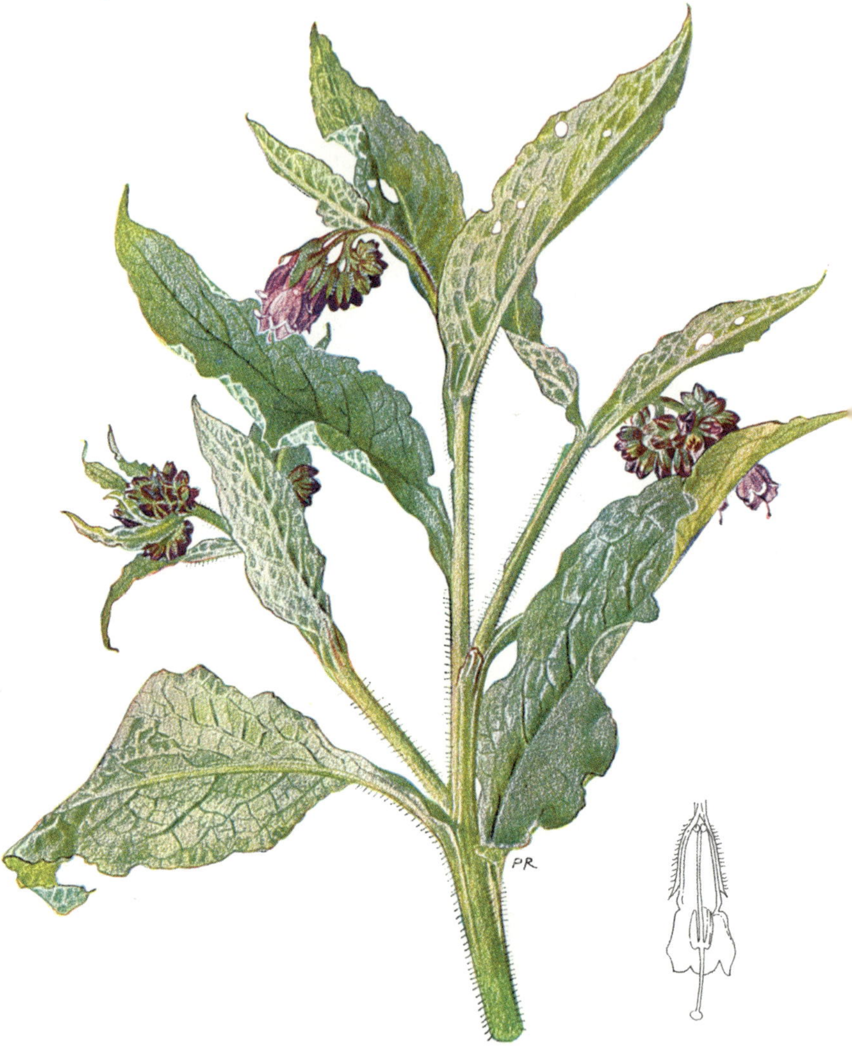

Wallwurz, Beinwell, *Symphytum officinale*

Arnika *(Arnica montana)*
Die Arnika ist eines unserer vornehmsten Heilkräuter. Diese wohlriechende Blume mit dem schönen volkstümlichen Namen Wohlverlei wächst in den Voralpen, bis auf eine Höhe von 2500 Meter hinauf. Auf einem kurzen, aber starken, schief in den Boden hineindrängenden Wurzelstock wächst der rauh behaarte, 25 bis 30 Zentimeter hohe Stengel. Am Grund des Stengels breitet sich eine Rosette ziemlich derber, eiförmiger Blätter flach auf dem Boden aus. Weiter oben am Stengel stehen die Blätter gegenständig; ihre Oberseite ist kurz behaart. Die Blüte, ein schön dottergelbes Blütenköpfchen, ziert die Spitze des Stengels; manchmal stehen auch noch Blütenköpfchen auf langen, den Blattwinkeln entspringenden Stielen. Die Blütenköpfchen werden von einem Hüllkelch lanzettlicher, drüsig behaarter Blättchen zusammengehalten.
Zur Heilanwendung benützt man nur die Blüten der Arnika. Man bereitet daraus eine Arnikatinktur, und zwar folgendermassen: Man nimmt eine tüchtige Handvoll Arnikablüten, wirft sie in ein Einmachglas oder in eine helle Flasche, giesst einen halben Liter Branntwein dazu, verschliesst sie fest und stellt sie acht Tage an die Sonne. Nachher filtert man die Flüssigkeit durch ein Tüchlein in eine Flasche und bewahrt sie auf. Arnikablüten pflückt man im Sommer, am besten im Juli, sie sind schnell und sorgfältig zu trocknen.
In vielen Kantonen gehört Arnika zu den geschützten Pflanzen.
Standort: Voralpen, bis auf 2500 Meter Höhe.
Blütezeit und Sammelzeit: Juli.

Augentrost *(Euphrasia rostkoviana)*
Der Augentrost ist ein bescheidenes, 10 bis 15 Zentimeter hohes Pflänzchen mit eiförmigen Blättchen und weissen oder bläulichen kleinen Rachenblütchen, die ährenartig am Stengel stehen. Es ist ein Halbschmarotzer, also ein Pflänzchen, das ein bisschen auf Kosten anderer Pflanzen lebt. Da es nämlich gewöhnlich erst im August oder September erscheint, wäre ihm die Zeit zu karg bemessen, seine Aufbaustoffe aus der Erde zu ziehen. Es behilft sich damit, den pflanzlich schon vorverarbeiteten Stoff aus den Wurzeln anderer Pflanzen zu ziehen, in die es seine eigenen Wurzeln versenkt.

Vom Augentrost kennt man in der Schweiz an die 24 Sorten; die besten sind in den Hochalpen zu finden. Die einfache Augentrostabkochung kann sich leicht selbst herstellen; es ist ein wirksames Heilmittel für schwache und überanstrengte Augen. Das Kräutlein sollte täglich frisch abgebrüht werden; man lässt es etwa eine halbe Stunde ziehen. Sofern die Augenschmerzen nicht mit Kopfschmerzen oder Magenunstimmigkeiten zusammenhängen, wird die Anwendung von Augentrost innert kurzer Zeit Erleichterung bringen.
Standort: Magerwiesen und Bergwiesen.
Blütezeit und Sammelzeit: August bis September.

Baldrian *(Valeriana officinalis)*
Der Baldrian ist eine grosse, schöne Pflanze mit elegant gefiederten Blättern. Er wächst mit Vorliebe auf sumpfigem oder feuchtem Boden in Hagen und Gebüschen. Der hohle, gefurchte Stengel wächst einen halben bis anderthalb Meter hoch. Die kleinen hellroten Blüten stehen doldenartig an den Stengelspitzen. Sie sind fünflappig, bilden eine ausgebuchtete Röhre und besitzen drei Staubgefässe. Der Same ist ein Nüsschen mit einer Federkrone als Flugwerkzeug.
Baldrian besitzt grosse Heilkraft bei allen nervösen Leiden, wie Schlaflosigkeit oder Migräne, und bei Schwächezuständen infolge von Blutarmut. Zur Heilanwendung verwendet man die Wurzel, die am besten im Frühling oder dann im September ausgegraben wird. In der volkstümlichen Heilkunde wird vor allem das Baldrianpulver verwendet; man nimmt es in Form eines Wasseraufgusses oder aufgelöst in Wein ein. Einfacher in der Zubereitung und sicherer in der Dosierung ist Baldriantinktur, die in Apotheken und Drogerien erhältlich ist. Gegen Atembeschwerden überbrüht man 2 Gramm Baldrianpulver mit Fencheltee oder kocht es in Wein und trinkt von dieser Abkochung morgens und abends ein halbes Trinkglas voll. Frischer Baldrian, mit Kraut und Wurzeln zerstossen und als Auflage auf den Kopf aufgelegt, vertreibt Kopfschmerzen.
Standort: Sumpfige, feuchte Böden, Hecken und Gebüsch.
Blütezeit: Juli bis August.
Sammelzeit der Wurzel: Im Herbst nach der Blüte.

Bärlauch *(Allium ursinum)*
Der Bärlauch ist eine der stärksten und gewaltigsten Medizinen in des Herrgotts Apotheke. Schon die alten Römer gebrauchten ihn fleissig, weshalb er den Namen Roman-Salat (römischer Salat) erhielt, woraus dann der Mundartname «Rämschelen» entstanden ist. In der modernen Zeit ist dieses heilsame Pflänzchen trotz der Naturschwärmerei in Vergessenheit, ja sogar in Misskredit geraten; in vielen Gegenden wurde es als Giftkraut angeschaut. Die Kraft des Bärlauchs in unserem lieben Volke wiederum bekannt zu machen, gab daher Anlass zu manchem fröhlichen Erlebnis. Es war im Jahre 1910, da besuchte ich einen Kranken in Wangs. Im Garten desselben, in einer Ecke, gewahrte ich die prächtigen, feinsten, grünen Blätter des Bärlauchs. Ich schob einige Blätter in meine Tasche. Da riefen die guten Leute mir zu: «Aber Herr Pfarrer, diese Blätter sind giftig, schwer giftig!» – «Warum nicht gar», war meine Antwort. Und zum Zeichen, dass sie nicht giftig seien, ass ich vor ihren Augen einige Blätter. «Ums Himmels willen, Sie müssen sterben, das ist schwer Gift», riefen mir die Leute voller Angst zu. «Nur kei Angst, es putzt mi nöd», war mein Bescheid.
Am folgenden Tag kam ich wieder zu jenen Leuten, zu ihrem Erstaunen vollkommen frisch und gesund. Ich nahm wieder eine Tasche voll Bärlauch mit und sprach: «Dies tue ich mittags in die Suppe; das macht jede Suppe stark und kräftig.» Die Nachbarn über der Strasse hatten mich gestern und heute Rämschelen essen sehen und hatten gemeint, das müsse mir den Tod bringen. Als sie nun sahen, dass ich jedes Mal diese Kräuter mit mir nahm, bekamen sie Mut und dachten: «Tut's dem Pfarrer wohl, wird's auch uns wohl tun», und nahmen auch von diesem Kraut, zerhackten es in die Suppe und fanden, sie sei viel appetitlicher und wohlschmeckender.
Wohl kein Kraut der Erde ist so wirksam zur Reinigung von Magen, Gedärmen und Blut wie der Bärlauch. Er gehört, wie der Name sagt, zu den Laucharten, besitzt aber im Gegensatz zu den üblichen Gartenlaucharten eiförmig lanzettliche Blätter, die langgestielt sind. Die zarten Bärlauchblätter, die im März schon im lichten, milden Gehölz, an Hecken, Bächen und Waldrändern erscheinen, ermöglichen die einfachste und angenehmste Frühlings-Blutreinigungskur. Man

zerschneidet den Bärlauch wie Schnittlauch und wirft eine Handvoll davon in die Suppe.
Es hat keinen Zweck, den Bärlauch zu dörren, da er so die Heilkraft verliert. Man kann ein Minimum seiner Heilkraft retten, wenn man die jungen Blätter pulverisiert. Das geschieht folgendermassen: Die jungen Blätter werden fein zerhackt, mit Salz bestreut, an der Sonne gedörrt und dann in einer Kaffeemühle zu Pulver gemahlen.
Ewig kränkelnde Leute, Leute mit Ausschlägen sollten den Bärlauch verehren wie Gold.
Standort: Lichte Wälder, Hecken, Bachufer und Waldränder.
Blütezeit: April bis Mai.
Sammelzeit der grünen Blätter: März bis April.

Benediktenkraut *(Geum urbanum)*
Als ich vor vielen, vielen Jahren in die schöne Wangser Alp Camidauer hinaufkam, traf ich eine Kuh, die über den Augen um die Stirn einen grünen Kranz frischer Kräuter trug. Ich fragte den Hirten nach dem Grund dieser seltsamen Dekoration. Er scherzte: «Di Chue will ins Chloster, drom het si en Schleier!» Auf weiteres Fragen gestand mir aber der Hirte, seine Kuh habe den «Nagel» in den Augen. «Sie hat entzündete Augen und sieht fast nichts mehr, deshalb habe ich ihr Nagelkraut aufgebunden; in zwei bis drei Tagen ist sie wieder recht zweg!»
Das «Nagelkraut» war nichts anderes als das berühmte Benediktenkraut, das wirklich die Kraft besitzt, Entzündungen in zwei bis drei Tagen zu heilen.
Das Benediktenkraut kommt bei uns in drei Arten vor, die alle heilkräftig sind. Die bekannteste Art ist die Bach-Benedikte (Geum rivale), auch Kapuziner genannt, weil die braunen Blüten gleich einer Kapuzinerkapuze herunterhängen. An Wegen und Hängen findet man die Stadt-Benedikte (Geum urbanum), die bis zu 50 Zentimeter hoch wird und kleine, gelbe, sechsblättrige Blüten trägt. Ist die Blüte vorbei, so steht an ihrer Stelle ein Kopf voller kleiner Nägel oder Nadeln, was der Pflanze den Volksnamen Nagelkraut eingetragen hat. Die stärkste Art ist das Berg-Benediktenkraut (Geum montanum), das in einer Höhe von 1800 Meter an gedeiht. Es hat grosse,

gelbe, sechsblättrige Blüten. Nach der Blüte trägt es einen Kopf mit langen Haaren, ähnlich dem Almenrausch. Von allen drei Arten des Benediktenkrauts sind Wurzeln, Blätter und Blüten heilsam.
Bei Augenentzündungen werden zerstossene Benediktenkrautblätter aufgelegt. In gewissen Fällen ziehen Auflagen von Benediktenkrautblättern auch die Zahnschmerzen weg. Tee von Benediktenkraut, mit Salbei gemischt, stärkt das Herz und hilft bei Durchfall. Bei Herzschwäche, nervösen Kopfschmerzen, schwachem Magen, leidender Leber und Hämorrhoiden ist folgende Anwendung angezeigt: Benediktenkraut wird an der Sonne gedörrt und zu Pulver verrieben. Von diesem nimmt der Patient täglich dreimal je 1 Teelöffel voll in einem Viertelglas Wein. Die Kur wird je nach der Hartnäckigkeit des Leidens 1 bis 3 Wochen durchgeführt, vorausgesetzt, dass Urinabgang und Stuhlgang in Ordnung sind.
Standort: Bach-Benedikte *(Geum rivale)* an feuchten Standorten und Bächen, Stadt-Benedikte *(Geum urbanum)* an Wegen und Hängen, Berg-Benediktenkraut *(Geum montanum)* bis auf 1800 Meter Höhe.
Blütezeit und Sammelzeit: Bach-Benedikte Mai bis Juni; Stadt-Benedikte Mai bis August; Berg-Benedikte im Spätsommer.

Bibernelle *(Pimpinella saxifraga)*
Die Bibernelle ist vielen Leuten bekannt unter dem Namen «Bockswurzel», denn sie «geissböckelet» gewaltig. Sie hat einen 20 bis 60 Zentimeter hohen, runden, aussen fein gerillten Stengel und blüht vom Juni bis September in Dolden, ähnlich wie der Kümmel. Vom Mai an ist sie in Massen zu finden vom Tal bis in die Hochalpen, vor allem an trockenen Rainen, mageren Wiesen und lichten Waldstellen.
Zu Pestzeiten hiess es früher: «Esset Knoblauch und Bibernell, so sterbet ihr nicht so schnell!» Die Bibernelle ist wirklich eine gewaltig wirksame Heilpflanze, die verhockte und eiternde Stoffe aus Hals, Atemorganen, Magen und Gedärmen verjagt und daher Heiserkeit, Darmkatarrh und Lungenkatarrh heilt.
Man gebraucht die Wurzel, die man fein zerschneidet, dörrt und zu Pulver mahlt. Das Pulver kann dann beliebig in Wein, Most oder

Wasser genossen werden. Man nimmt täglich zwei- bis dreimal einen halben Teelöffel Pulver. Aus dem Bibernellpulver werden auch Bibernellbonbons hergestellt, die bei Heiserkeit, Husten, Katarrh, Lungen- und Magenverschleimung sehr gute Dienste leisten. Die Bibernellbonbons wirken zwar langsamer als das reine Pulver, sie sind aber bedeutend angenehmer für den Gaumen.
Die Wurzel kann auch abgekocht werden. Als Gurgelwasser leistet die Abkochung dann gute Dienste bei Halsleiden, als Tee bei Brust- und Lungenverschleimung, Lungenentzündung, Leberleiden und Durchfall.
Selbstverständlich ist die Bibernelle auch heute noch ein ausgezeichnetes Vorbeugungsmittel gegen ansteckende Krankheiten.
Standort: Waldlichtungen und Magerwiesen bis auf 2000 Meter Höhe.
Blütezeit: Juni bis September.
Sammelzeit der Wurzel: Spätherbst.

Birke *(Betula alba, Betula pendula)*
In der häuslichen Gesundheitspflege braucht man von der Birke die jungen Blätter, die Knospen und den Saft.
Tee aus Birkenblättern ist sehr harntreibend, daher nützlich bei Leiden der Nieren und der Blase sowie bei beginnenden rheumatischen Leiden. Für den Wintergebrauch werden die Blätter am Schatten gedörrt.
Im Mai, wenn der Birkensaft steigt, wird der Saft der Birke abgezapft, der als angenehm prickelnder Trank die effektiven Heilwirkungen vermittelt wie der Birkenblättertee.
Birkenknospentinktur ist ein reinigendes und die Genesung förderndes Wundheilmittel. Ihre Zubereitung ist einfach: Im März oder April pflückt man die Birkenknospen, legt sie in Feinsprit (70%) und lässt sie 10 Tage an der Sonne oder an einem warmen Ort ziehen. Dann wird sie in Flaschen abgefiltert. Im Bedarfsfall wird eine Wunde zweimal täglich mit Birkentinktur ausgewaschen. Mit Wasser verdünnt kann sie auch als entschlackende Medizin getrunken werden. Dies ist sogar ratsam, um die Heilung von Wunden zu fördern.

Vorsicht: Das «Anzapfen» von Birken, um Birkensaft zu gewinnen, ist in öffentlichen Wäldern verboten.
Standort: Trockene Böden bis auf 1800 Meter Höhe.
Blütezeit: Juni.
Sammelzeit der jungen Blätter: Im Frühjahr vor der Blüte.

Blutwurz *(Potentilla erecta)*
Es gibt mehr als 30 Arten des Fingerkrauts. Der lateinische Name Potentilla bedeutet so viel wie Gewaltkraut. Der volkstümliche deutsche Artname Fünffingerkraut kommt daher, dass alle fünf Blätter haben mit Ausnahme der Blutwurz (Tormentill), die nur vier Blättchen in Kreuzform zeigt, und mit Ausnahme des Gänserichs (Anserine), der ein fiederspaltiges Blatt aufweist. Alle Arten sind giftfrei und als Heilpflanzen anerkannt. Sie stärken den Organismus, stillen innere und äussere Blutungen.
Die Blutwurz, in verschiedenen Gegenden nach dem lateinischen Namen Tormentill genannt, kommt häufig in lichten Wäldern, an Waldrändern, auf mageren Wiesen und in Mooren vor. Der deutsche Name Blutwurz entspricht in jeder Hinsicht den Heileigenschaften und dem äusseren Erscheinungsbild dieser Pflanze. Der äusserlich schwarzbraune, knollig verdickte Wurzelstock zeigt beim Zerschneiden eine rötliche Färbung. Der Stengel wird 20 bis 30 Zentimeter hoch und ist oben verzweigt. Er trägt drei- bis fünfteilige Fiederblätter, deren Teilblätter keilförmig und grob gesägt sind. Die Blüte besitzt vier Kelchblätter und vier gelbe Kronblätter; Blütezeit ist von Juni bis August.
Von der Blutwurz ist die ganze Pflanze heilsam; sie kühlt, stärkt und zieht zusammen. Meist wird indes nur die Wurzel gebraucht, und zwar in Pulverform. Die alten erfahrenen Kräuterärzte empfehlen, Blutwurzpulver in Wein aufgelöst zu gebrauchen. Sie empfehlen dieses Mittel bei Leberleiden, bei Herzschwäche und psychisch bedingtem Durchfall.
Standort: Lichte Wälder, Waldränder, magere Wiesen und Moore.
Blütezeit und Sammelzeit der Wurzelstöcke: Juni bis August.

Brennnessel *(Urtica dioica)*

Die Brennnessel gleicht einem «ruchen Cholderi», einem Mann mit grimmigem Gebaren, aber mit hilfreichem Herzen. Sie ist wohl das einzige Kraut, das allen Leuten bekannt ist; denn ihr «Händedruck» ist unvergesslich.

Weshalb hat der liebe Gott dieser Pflanze das Feuer gegeben? Als Schutz gegen die Ausrottung, denn die Geschmacks- und Nährstoffe dieser Pflanze sind bei den Tieren, von der Schmetterlingslarve bis zur Kuh, geschätzt wie bei den Menschen die süsse «Nidel», und sie wäre schon lange mit Wurzel und Stiel ausgerottet, wenn nicht ihre Brennhaare sie vor der unvernünftigen Naschhaftigkeit schützen würden.

Die Brennnessel ist heilsam, nahrhaft und kräftigend in allen ihren Teilen: Wurzel, Stengel, Blatt und Blüte. Sie ist eine kräftige Speise, reinigt den Magen und die Gedärme, heilt bei längerem Gebrauch Magen- und Darmgeschwüre, Blase und Galle, reinigt die Brust von Schleim, stärkt die Nerven und reinigt das Blut.

Die äussere Anwendung der Brennnessel ist begreiflicherweise nicht sehr beliebt. Es gibt aber tapfere Leute, die bei eintretendem Rheumatismus die schmerzenden Stellen tüchtig mit Nesseln peitschen, wodurch die Haut zur Bereitstellung rheumafeindlicher Kräfte angeregt wird. Bei vorübergehender Anschwellung des Zahnfleischs, bei entzündeten Augen und bei plötzlichen Geschwulsten lege man rohe, grüne oder dürre Brennnesseln in die Schuhe; ihre Kraft zerstreut die ungesunden Säfte. Hat jemand an einem Glied den Schwund, so schlage er es mit frischen Nesseln. Nesselblätter, zerquetscht und mit Salz vermengt, heilen Furunkel und Muskelverhärtungen. Gegen kalte Füsse hilft eine Einlage von grünen oder gedörrten Nesselblättern in die Schuhe. Eine Betteinlage von dürren Brennnesseln wärmt jeden, dem sonst nie warm wird. Entschlackend und blutbildend wirkt die Brennnessel-Frühlingskur. Junge, sprossende Brennnesseln werden als Suppeneinlage oder als Spinat zubereitet, dabei hüte man sich, die Brühe wegzuschütten; denn gerade sie enthält einen Grossteil der Wirkstoffe.

Tee von Brennnesselblättern, mit Honig gesüsst, heilt Magengeschwüre. Tee von Brennnesselwurzeln ist wassertreibend.

Nervöse Menschen sollen sich aus Brennnesselsaft und Nussöl eine Salbe bereiten und mit dieser jeden Abend vor dem Schlafengehen Brust und Schläfen einreiben. Dieses Mittel stärkt auch das Gedächtnis.
Abgekochte grüne und rohe gedörrte Nesseln sind eine der besten Medizinen für das Vieh, so dass kluge Bauern alle auffindbaren Nesseln für das Vieh aufheben.
Standort: Steinige Waldlichtungen und um Alphütten bis auf über 2000 Meter Höhe.
Blütezeit: Sommer.
Sammelzeit der jungen Blätter: Im Frühjahr, bevor die Pflanze ausgewachsen ist.

Brombeere *(Rubus fruticosus)*
Eine Gräfin, die im Appenzellerland in der Sommerfrische war, schrieb in ihr Tagebuch: «Brombeerblätter wirken ausgezeichnet bei Kühen und Gräfinnen!» Mit diesem ulkigen Spruch hat es folgende Bewandtnis: Die Frau Gräfin litt seit einer Woche an heftigem Durchfall, kein Mittel wollte helfen, und sie wurde sehr schwach. In ihrer und der Ärzte Ratlosigkeit schickte sie ihre Zofe auf die Suche nach einem landesüblichen Hausmittel. Die Zofe kam mit dem Bescheid zurück, eine Bäuerin hätte ihr Tee von Brombeerblättern angeraten, der – mit Verlaub zu sagen – ihrer Kuh im gleichen Falle auch geholfen habe. Und weil das Mittel der Gräfin geholfen hat, schrieb sie den eingangs erwähnten Vermerk in ihr Tagebuch.
Die Brombeere ist jedem Kind bekannt. Heutzutage werden in den Gärten auch veredelte Sorten gepflanzt. Die jungen Schosse, die Blätter und die Beeren haben heilsame Wirkkräfte.
Die jungen Schosse schneide man im Frühling zusammen mit den übrigen Teekräutern für die Frühlings-Blutreinigungskur.
Die Früchte, sowohl die schwarzen Brombeeren wie die grauen Steinbeeren, sind ein ausgezeichnet kühlendes Mittel bei Hitze in Magen und Gedärmen, bei Durchfall und Darmgrippe.
Die jungen Blätter, frisch oder am Schatten gedörrt, ergeben, gemischt mit Salbei, einen ausgezeichneten Tee gegen starken Durchfall, bei geschwollenem Zahnfleisch, Kehlkopf- und Mandelleiden,

bei innerer Verschleimung und Entzündung und bei Darmgrippe. Bei Hals- und Mandelleiden hilft Gurgeln mit Brombeerblättertee. Auflagen von frischen, zerstossenen Brombeerblättern heilen offene Wunden, Ausschläge und Furunkel.
Standort: Wild an Waldrändern und auf Waldlichtungen vom Mittelland bis in die Voralpen.
Blütezeit und Sammelzeit der jungen Blätter: Frühjahr.

Gelber Enzian *(Gentiana lutea)*
Die Enziane, deren es mehrere Sorten gibt, haben ihren Namen von einem gotischen Fürsten, der den Heilgebrauch dieser Pflanze bei seinem Volk eingeführt hat.
Von den 39 Arten, die in der Schweiz vorkommen, ist die gesuchteste der meterhohe, gelb blühende Alpenenzian (Gentiana lutea), dessen Wurzel zur Bereitung des Enzianbranntweins gebraucht wird. Die Enzianwurzeln werden im Herbst ausgestochen, klein geschnitten, im Fass eingelegt und dann gebrannt.
Enzianbranntwein reinigt die Leber, den Magen und die Milz, beseitigt Magenschmerzen, stillt Durchfall und beseitigt die Vergiftung durch verdorbene Speisen. Man kann für den häuslichen Gebrauch auch bloss die fein zerhackte Enzianwurzel in guten Branntwein einlegen und ziehen lassen.
Vorsicht: Die Pflanze ist geschützt.
Standort: Alpweiden von 700 bis auf 2300 Meter Höhe.
Blütezeit: Sommer.
Sammelzeit der Wurzel: Im Herbst nach der Blüte.

Wilde Erdbeere *(Fragaria vesca)*
Erdbeeren sind allen bekannt. Am meisten wilde Erdbeeren gedeihen in Schweden, Norwegen und Finnland. Es gibt wild wachsende Erdbeeren und Gartenerdbeeren; die grösste Heilkraft haben die Walderdbeeren. Alle Arten Schnecken sind grosse Liebhaber von Erdbeeren; man tut daher gut daran, rings um die Erdbeerstöcke im Garten zerknitterte Eierschalen zu streuen; diese stechen die Schnekken, so dass sie wieder zurückkriechen.

Die Pflanzenheilkunde braucht alle Teile der Erdbeeren, die Wurzeln, die Stengel und Blätter, die Blüten und die Früchte. Alles an dieser Heilpflanze ist von kühlender Wirkung und deshalb mit Verstand und Bedacht anzuwenden.
Die ganze Pflanze wird wegen Ihrer grossen Wirkung hauptsächlich äusserlich als Auflage bei fieberhaften Zahnschmerzen und Kopfdruck angewendet. Bei Mücken- und Schnackenstich nehmen roh aufgelegte, zerquetschte Erdbeerblätter jede Anschwellung.
Erdbeerblättertee stillt Durchfall, reinigt Nieren und Leber. Im Familientee bilden die Erdbeerblätter neben Schlüsselblume, Brombeerblättern, Spitzwegerich, Waldmeister und Wacholderschossen einen wichtigen Bestandteil. Das Beliebteste an der Erdbeere sind die Früchte, die Botaniker allerdings nur als Scheinfrüchte gelten lassen. Sie sind sehr angenehm im Geschmack. Schwachen Mägen sind sie ohne neutralisierende Beigabe nicht zuträglich. Am wirksamsten sind die Walderdbeeren frisch und eingemacht. Sie sind ein ausgezeichnetes Heilmittel gegen Gicht und Rheumatismus, weil sie das Blut reinigen und Giftstoffe aus Niere und Blase austreiben.
Eine Erdbeerkur täte manchem gut; sie ist zudem ein schmackhaftes Frühstück. Man nimmt etwa 8 Tage lang morgens und abends nur eine kleine Schüssel Erdbeeren mit etwas rohen Haferflocken zu sich. Wer Erdbeeren zwischen den Mahlzeiten geniesst, nehme dazu immer einen Schluck guten Rotwein. Bei den Mahlzeiten sollte man Erdbeeren nicht zum Dessert nehmen, sondern am Anfang, da sie dann die Verdauung nicht stören, sondern fördern.
Viele haben einen heillosen Respekt vor Erdbeeren, wegen des Nesselfiebers. In den meisten Fällen ist dies gar nicht schlimm; es bedeutet nur eine starke Ableitung von Giftstoffen durch die Haut. Heublumenbäder würden diese innere Revolution noch unterstützen. Bekannt ist, dass Frauen rohe Erdbeeren nicht so gut vertragen wie die Männer, aber mit etwas Wein und Honig genommen, schaden sie ihnen nicht.
Standort: Waldränder und Magerwiesen bis in die Voralpen.
Blütezeit: Mai bis Juli.
Sammelzeit: Wurzeln im Frühjahr oder Spätherbst, Blätter im Juni.

Frauenmantel *(Alchemilla vulgaris)*
Silbermantel *(Alchemilla alpina)*
Frauenmantel wird auch Taumänteli, Mäntelichrut, Muettergottesmänteli, Frauenhilf, Aller Frauen Heil, Sinnau genannt. Schon der Name zeigt einen Teil der Heilkraft dieses Krautes an. Es gedeiht allenthalben an der Schattenseite, an Bächen, in etwas feuchten Wiesen, besonders auf den Bergen bis an die Schneegrenze.
Es hat eine vornehme, hochadelige Schwester: das Silbermänteli (Alchemilla alpina), das dieselben Eigenschaften in noch stärkerem Grade besitzt; dieses gedeiht jedoch nur in der Alpenregion und ist erkennbar an seinem Silberglanz.
Die Alten kannten die Heilkraft dieser Pflanze sehr wohl und gaben ihr den Namen Alchemilla (Zauberkraut). Sammelt das Frauenmänteli von Mai bis Juli, dörrt es gut an der Sonne und bewahrt es trocken auf!
Der Tee vom Frauenmänteli ist lieblich und angenehm; mit Schlüsselblume gemischt, geht er über den chinesischen Tee und ist weit gesünder als dieser; er beruhigt die Nerven und gibt gesunden Schlaf und ist ein schnelles Mittel für Menschen, denen oft übel wird.
Gut gekocht und warm getrunken, nimmt das Frauenmänteli rasch alle Schmerzen aus dem Kopf, Augenentzündung, auch Kopf- und Zahnschmerzen (gurgeln!).
Ferner hilft es bei allen Unterleibsentzündungen, weshalb es den Frauen nicht genug empfohlen werden kann. Jede Kindbetterin sollte 8 bis 10 Tage fleissig genügend von diesem Tee trinken. Manche Kinder hätten noch ihre Mutter und mancher geschlagene Witwer seine Frau, wenn sie diese Gottesgabe gekannt hätten. Äusserlich zerquetscht aufgelegt, heilt das Frauenmänteli Wunden, Stiche und Schnitte. Als Tee getrunken, heilt es Durchfall.
Standort: Schattig, Bäche, feuchte Wiesen, besonders in den Bergen bis an die Schneegrenze. Silbermantel nur in der Alpenregion.
Blütezeit und Sammelzeit: Juni bis Juli.

Gänsefingerkraut *(Potentilla anserina)*
Das auch Anserina, Gänserich, Krampfkraut genannte Kraut wuchert an Wegrändern und in Magerwiesen.

Innerlich genommen wirkt Gänsefingerkraut krampfstillend und ist sehr empfohlen bei Magenkrämpfen, Periodenkrämpfen, Muskel- und Wadenkrämpfen; ausserdem wird es angewendet bei Durchfall und Ruhr und bei zu starken Menstruationsblutungen. Äusserlich wird ein Aufguss zu Waschungen bei entzündeten Augen und Gesichtsausschlägen, ferner zum Mundspülen bei Zahnfleischentzündung verwendet.
Standort: Wegränder und Magerwiesen.
Blütezeit und Sammelzeit: Sommer.

Geissfuss *(Aegopodium podagraria)*
Der 50 bis 100 Zentimeter hoch werdende Geissfuss ist wegen seiner vielen weissen aus dem Wurzelstock kriechenden, sich überall im Garten breit machenden und fast unausrottbaren Wurzeln, wenn man nicht fleissig jätet, das Kreuz aller Gärtner. Die Pflanze findet sich auch an Hängen, Wegen und schattigen, fetten Plätzen. Ihre saftigen, hohlen Stengel sind kahl, nach oben fein behaart. Die unteren Blätter gleichen etwas den Holunderblättern; die weissen, oftmals einen Stich ins Rötliche aufweisenden Blüten stehen in ansehnlichen Dolden.
Der Geissfuss ist eine herrliche Medizin gegen alle Arten Rheumatismus, Ischias und Gicht. Die alten Griechen gaben ihm den Beinamen *podagraria*, das heisst «für Fussgicht». Der Absud von gedörrten Geissfusswurzeln ist ausnehmend gut zu Bädern bei Rheuma, Gicht und Krampfadern. Aus den jungen Blättern kann man einen Salat bereiten, der Magen und Därme reinigt, Verstopfung behebt und Eingeweideparasiten vertreibt. Rheumatiker sollten diesen Salat kurmässig geniessen; denn er vertreibt die für sie so schädliche Harnsäure. Rheumatiker tun auch gut daran, frische Geissfussblätter als Schuheinlage zu benützen; im Winter kann dazu auch das dürre Kraut benützt werden, sofern man es vorher ein wenig siedet. Bei hartnäckigem Schnupfen hilft Inhalieren von Geissfussdämpfen. Im Haushalt geht man dabei folgendermassen vor: Man legt das grüne oder getrocknete Kraut auf eine heisse Wärmeplatte und atmet den Dampf ein. Tee von Geissfussblüten und -blättern, grün oder gedörrt, mit einer Beigabe von Salbei oder Wacholder ist die

üblichste Anwendung bei Husten, Katarrh, Rheumatismus und Gicht.
Standort: Als «Unkraut» im Garten. Hänge, Wege und schattige, fette Plätze.
Blütezeit und Sammelzeit: Frühjahr.

Goldrute *(Solidago virgaurea)*
In feuchten Wäldern an Waldrändern und auf Holzschlägen findet man vom Juli bis in den Oktober eine 30 bis 100 Zentimeter hohe Pflanze mit vielen gelben Blüten. Es ist die Goldrute, die nicht bloss um der Farbe ihrer Blüten willen diesen Namen führt, sondern an Heilkraft Goldeswert hat.
Zerquetscht äusserlich aufgelegt, heilt sie rasch Schnitt-, Stich- und Bisswunden. Weitere Anwendung findet sie als Gurgelwasser bei Kehlkopfentzündung und Halsleiden.
Als Tee zubereitet ist die Goldrute wirksam gegen Halsentzündung, Blasen-, Nieren- und Leberleiden, zur Ausheilung von Gelbsucht, Durchfall und Katarrh. Da die Goldrute an sich stark kühlt und der Trank sehr bitter ist, fügt man immer etwas Salbei, Silbermantel, Tausendgüldenkraut oder Wacholder bei.
Eine andere Anwendung ist die folgende: Sechs Handvoll Goldrutenblüten werden in einen Liter Weisswein eingelegt, zugedeckt und drei Tage lang ziehen gelassen. Dann den Wein abseihen. Bei Bedarf nimmt der Patient täglich 1 Glas von diesem Wein.
Standort: Feuchte Wälder, Waldränder und Holzschläge.
Blütezeit und Sammelzeit: Juli bis Oktober.

Holunder *(Sambucus nigra)*
Der Schwarze Holunder (Sambucus nigra) ist eine herrliche Gottesgabe. Wir sind uns seiner Heil- und Nährkraft viel zu wenig bewusst; alles an ihm ist nämlich brauchbar und wirksam: die Wurzeln, die Rinde, die Blätter, die Blüten und die Beeren.
Wenn man die graue, rissige Rinde wegschabt, kommt zwischen ihr und dem Holz eine hellgrüne Bastrinde zum Vorschein. Tee von dieser Rinde räumt mit schlechten Magensäften gründlich auf. Die Blätter geben uns den einfachsten und besten Entschlackungstee.

Man nimmt einige Holunderblätter, schneidet sie klein und lässt den Tee etwa 10 Minuten sieden. Wer durch eine Frühlingskur Säfte und Blut «reinigen» will, nehme täglich morgens, eine Stunde vor dem Frühstück, eine Tasse Holundertee. Man setze diese Kur vier bis fünf Wochen fort. Der Tee lässt sich an einem kühlen Orte ganz gut einige Tage aufbewahren. Noch besser wirkt er, wenn man ihm einige Löffel Honig zusetzt, dann ist er auch dem Gaumen bekömmlicher. Tee von frischen oder zur Winterzeit von gedörrten Holunderblüten treibt den Schweiß und ist daher gut für Rheumatiker sowie bei Grippe und Erkältung.

Die Beeren sind so stark wärmend, dass ein schwacher Magen sie ohne mildernde Zugabe nicht gut verträgt, aber sie «reinigen» das Blut und treiben zähe, verhockte Stoffe aus. Man kann die Beeren frisch einmachen oder sie für den Winterbedarf dörren.

Für Holunderkonfitüre werden die Beeren mit Honig eingekocht. Man kann auch nur den ausgepressten Saft gebrauchen. Die Beeren mit Honig bis zur gewünschten Verdickung einkochen, so erhält man das feinste Holundergelee.

In manchen Gegenden werden aus frischen Holunderblüten Kuchen gebacken. Die Holunderblüten werden in ganzen Dolden in einen Teig getaucht und in Öl gebacken. Etwas ganz Ausgezeichnetes ist der Sirup, den man aus frischen Holunderblüten dadurch bereitet, dass man sie in Wasser legt und einige Tage an der Sonne ziehen lässt. Dies ergibt, mit Honig gesüsst, ein durststillendes Getränk. Gedörrte Holunderbeeren stillen Durchfall.

Standort: Waldränder bis auf 1500 Meter Höhe.

Blütezeit: Frühjahr.

Sammelzeit: Blüten im Frühjahr, reife Früchte August bis September.

Huflattich *(Tussilago farfara)*

Das kleine gelbe Blümlein des Huflattichs ist die erste Frühlingsmedizin aus des Herrgotts Hausapotheke. Es gedeiht haufenweise an milden, lehmigen Orten und an Bächen. Der Huflattich war schon den alten Römern als Hustenstiller und als vorzügliches Mittel gegen Heiserkeit und Brustverschleimung bekannt.

Die frischen Blätter verwendet man als Auflage bei offenen Wunden, offenen Beinen, Gesichtsrose, Hitze auf der Brust und in der Nierengegend, bei Krampfadern, Quetschungen, Verrenkungen und Hühneraugen.
Standort: Milde, lehmige Standorte, an Bächen.
Blütezeit und Sammelzeit: März.

Hundsrose, Hagebutte *(Rosa canina)*
Die Hundsrose ist ein allbekannter Dornenstrauch, der überall in Hecken und Gebüschen vorkommt. Die bald vereinzelt stehenden, bald in Büscheln vereinigten zarten Blüten haben fünf fiederspaltige Kelchblätter, fünf hellrosa oder weiss gefärbte Kronblätter mit zahlreichen Staubgefässen und Stempeln. Die Früchte der Hundsrose (eigentlich ist es eine Scheinfrucht; die Botanik lässt nur die hartschaligen Hagebuttenkerne als Frucht, das heisst als Samenträger gelten) sind allgemein bekannt als Hagebutten.
Die Hagebutten galten von alters her als Heilmittel. Heute hat die Wissenschaft festgestellt, dass gerade die Hagebuttenschalen mehr Vitamine enthalten als viele andere Naturprodukte. Darum sollten besonders Stadtkinder, deren Nahrung oft zu vitaminarm ist, viel von diesen Früchten essen. Wichtig ist, dass beim Kochen das Vitamin C nicht verloren geht.
Aus den Hagebutten (ohne die Kerne) bereitet man einen Tee oder Sirup als Heilmittel gegen Nieren- und Blasenleiden. Dabei müssen die fleischigen Schalen etwa eine Stunde in Wasser eingeweicht und dann erst, zusammen mit dem Einweichwasser, etwa 10 Minuten gekocht werden. Eine kleine Handvoll Schalen auf einen Liter Wasser genügt.
Standort: Hecken und Gebüsche bis auf 1800 Meter Höhe.
Blütezeit: Mai bis Juli.
Sammelzeit der Früchte: Je nach Standort Sommer bis Herbst, sobald sie rot gefärbt sind.

Johanniskraut *(Hypericum perforatum)*
Das Johanniskraut erscheint in der Schweiz in 19 verschiedenen Arten. Der botanische Name *Hypericum* wurde der Pflanze von den al-

ten Griechen gegeben, die diese Pflanze den Büsten ihrer Götter um den Kopf wanden, daher *hyper ikon*. Der deutsche Name Johanniskraut kam der Pflanze zu, da sie um das Fest Johannes' des Täufers (24. Juni) herum blüht und weil der Saft von blutähnlicher Färbung ist, weshalb man die Pflanze in Beziehung zum Märtyrer brachte.

Das Johanniskraut wächst auf Holzschlägen, an Rainen und auf trockenen Wiesen. Die Einzelpflanze treibt immer mehrere 30 bis 60 Zentimeter hohe, kantige Stengel aus dem starken Wurzelstock. Betrachtet man die kleinen grünen Blättchen durch das Vergrösserungsglas, so sieht man in den Blättern Tausende von kleinen Löchern. Dieser Umstand hat der Pflanze den französischen Namen *Millepertuis* eingetragen, das heisst tausendmal durchstochen. Diese kleinen Löcher sind die Drüsen, die heilsame, ätherische Öle ausschwitzen, welche beim Zerreiben eine violett-rötliche Färbung hinterlassen.

Die Blüten des Johanniskrauts sind gelb und stehen in Trugdolden angeordnet. Ihre Blütezeit ist von Juni bis September.

Das Johannisöl ist in der Heilkunde besonders berühmt. Man bereitet es folgendermassen zu: Offene und halboffene Blüten des Johanniskrauts werden zerquetscht und in ein Glas Olivenöl eingelegt, dann gut verschlossen 8 bis 10 Tage der Sonnenbestrahlung ausgesetzt. Nachher seiht man das Öl in Flaschen ab. Dieses Öl ist das beste und wirksamste Hausmittel gegen Verbrennungen durch Feuer, Verbrühungen, bei Wunden, Schürfungen und Insektenstichen. Der Tee von Johanniskraut, Blätter und Blüten, gemischt mit ebenso viel Schafgarbe und Knöterich, wirkt gut bei Krankheiten von Lungen, Niere, Blase und Blut ebenso wie bei Bettnässen, Blasenkatarrh und Depressionen.

Standort: Holzschläge, Raine, trockene Wiesen.

Blütezeit und Sammelzeit der Blätter und Blüten: Juni bis September.

Kamille *(Matricaria chamomilla)*

Die Kamille darf man füglich den ersten der Nothelfer in der häuslichen Gesundheitspflege nennen: Ihre unbestrittene Wirkung bei allen möglichen Gebresten, Krankheiten und Unfällen ist wie ein

Alltagsbeweis für die Weisheit und Güte des Schöpfers, der in dieses bescheidene Pflänzchen eine ganze Apotheke hineingelegt hat. In allen möglichen Anwendungen, äusserlich und innerlich, in Waschung, Bad, Umschlag, in Dampf- und Teeform hat sich die Kamille als schmerzlinderndes und krampfstillendes Hausmittel bewährt.
Die Kamille ist der erste Notbehelf der Frauen in ihren mannigfachen Beschwerden und Schmerzen, bei inneren Krämpfen und Blähungen; ein Kamillenaufguss, entweder innerlich genommen oder als warme Auflage äusserlich auf die leidende Stelle angewendet, verteilt und löst die Giftstoffe und mildert so den Schmerz in kurzer Zeit.
Zu Einreibungen bei Geschwülsten, Quetschungen, Rheumatismus und Gicht ist Kamillenöl von ausgezeichneter Wirkung. Die Zubereitung ist einfach: Einige Handvoll Kamillenköpfchen werden in gutem Olivenöl 10 Tage lang der Sonne ausgesetzt, dann wird das Öl abgefiltert und in Flaschen aufbewahrt. Bei Beschwerden wird die leidende Stelle täglich drei- bis fünfmal mit diesem Kamillenöl eingerieben.
Nach einer Zahnoperation gurgle man mit dem Absud von Kamillen; das nimmt den Schmerz, reinigt die Wunde und bringt sie zu rascher Heilung. Waschungen mit Kamillenabsud oder Bäder in solchem stärken zudem die Nerven und sind daher angezeigt bei Ohrenleiden, Augenleiden und Kopfschmerzen.
Bei der Ernte der Kamillenblüten achte man darauf, dass diese nur bei trockenem Wetter erfolgt und dass das Sammelgut, in dünnen Schichten ausgebreitet, rasch getrocknet werden muss, damit es das feine Aroma bewahrt.
Standort: Wiesen und Matten in den Voralpen und Alpen.
Blütezeit und Sammelzeit: Sommer.

Kümmel *(Carum carvi)*
Als frei gedeihende Wiesen- und Mattenpflanze ist der Kümmel infolge der Intensivierung der Graswirtschaft stark zurückgegangen. In den Voralpen und Alpen jedoch, wo er noch frei wächst, sammeln ihn die Bauern, bevor sie das Emd oder das Bergheu mähen, und hängen die Kümmelbüschel zum Ausreifen unters Dach.

Der Kümmelsamen wird nämlich als Würze im Haushalt und als Medizin von den Apothekern und von der Pflanzenheilkunde viel angewendet. Sehr bekömmlich ist Brot, in welchem Kümmel mitgebacken wurde, denn es verhindert Blähungen und Leibschmerzen. Kümmelsuppe ist ein altes Hausmittel gegen Bauchschmerzen, die nicht durch Verstopfung hervorgerufen sind. Wein, in dem Kümmel mitgekocht wurde, stillt Durchfall und vertreibt Eingeweideparasiten; er muss aber warm getrunken werden. Dieser Kümmelwein ist besonders auch alten Leuten zu empfehlen, die beim Urinieren Beschwerden haben oder an Hämorrhoiden leiden.
Standort: Magerwiesen bis auf 1500 Meter Höhe.
Blütezeit: Frühsommer.
Sammelzeit der reifen Früchte (Samen): Je nach Standort Sommer bis Herbst.

Echtes Labkraut *(Galium verum)*
Es gibt verschiedene Sorten Labkräuter. Ihr Name stammt daher, dass sie in früheren Zeiten von den Sennen bei der Käsebereitung als Labferment, das heisst, um die Milch gerinnen zu machen, verwendet wurden.
Die Pflanzenheilkunde betrachtet das Echte oder Gelbe Labkraut (Galium verum) als das wirksamste der ganzen Familie und verwendet es insbesondere zur Reinigung und Stärkung von Nieren, Leber und Milz. Sie verordnet die frischen oder gedörrten Blüten als Teekraut. Es ist auch Bestandteil eines guten Nierentees.
Standort: Trockene Wiesen bis auf 1800 Meter Höhe.
Blütezeit und Sammelzeit: Sommer.

Löwenzahn *(Taraxacum officinale)*
Der Löwenzahn ist selbst dem Städter wohlbekannt. Seine allgemeine Verbreitung verdankt er den Nährstoffen, die ihn, in der richtigen Dosierung verabreicht, zu einer der besten Futterpflanzen machen. Die Kraft der Wurzel trug dem Löwenzahn bei den alten Heiden schon eine abergläubische Verehrung und die Anwendung als Zauberkraut ein.

Die moderne Pflanzenheilkunde schätzt den Löwenzahn um seiner Zug- und Reinigungskräfte willen. Löwenzahnwurzeln und -blätter besitzen nach den neusten Untersuchungen mehr Nährkraft als der beste Spinat und wirken in höchstem Grad entschlackend. Sie gehören denn auch zu einem klug assortierten «Blutreinigungssalat» oder «Blutreinigungsspinat», wie man ihn jeden Frühling kurmässig geniessen sollte. Gerade die Bergbevölkerung, die sonst wenig Gemüse hat, sollte den Löwenzahn, den sie im Überfluss besitzt, im Frühling zu Salat oder Spinat benützen.
Standort: Fette Wiesen und Waldränder.
Blütezeit: Mai.
Sammelzeit: Blätter vor der Blüte, Wurzeln im Spätsommer.

Malve *(Malva sylvestris)*
Die wilde Malve gedeiht als «Unkraut» in vielen Bauerngärten in der Nähe der Häuser und Ställe, wird aber auch als wertvolles Heilkraut gepflegt. Sie ist eine halb kriechende Pflanze mit fetten, langgestielten Blättern und kreisrunden, rötlich-weissen Blüten. Sie ist ganz geruchlos und besitzt kühlende Eigenschaften. Die Frucht gleicht einem runden Käse, daher ihr volkstümlicher Name Käslikraut.
Die alten Römer hielten die Pflanze hoch in Ehren und nannten sie *omnimorbium,* das heisst heilsam gegen alle Krankheiten. Sie kochten die Blätter mit Öl und Salz und genossen sie so als Speise. Nach einem anderen überlieferten Rezept kochten sie die Malve mit Wein und Honig und rühmten diese Anwendung als Mittel, das die Brust leicht macht, die Luftwege reinigt, die Rauhheit der Kehle mildert und eine gute, reine Stimme verschafft.
Auch in der modernen Pflanzenheilkunde wird die Malve viel und bei den verschiedensten Gebrechen gebraucht, aber immer in grünem Zustand, nie gedörrt.
Die frischen Blätter ergeben, leicht zerquetscht, eine vorzügliche Auflage bei Insektenstichen und Quetschungen, da sie Brand und Entzündung nehmen und Giftstoffe ausziehen. Heisse Bäder in Malvenabsud oder warme Kompressen damit wirken ausgezeichnet bei Geschwülsten und Eiterungen. Malventee ist heilsam bei allen inneren Entzündungen. Malvenkraut, in Wein gekocht und mit Honig

gesüsst, heilt Blasenleiden, besonders wenn es beim Urinieren brennt.
Standort: Als «Unkraut» in vielen Gärten, in der Nähe von Häusern und Ställen.
Blütezeit und Sammelzeit: Sommer.

Meisterwurz *(Peucedanum ostruthium)*
Die Meisterwurz ist eine Alpenpflanze, die Höhen von 1300 bis 2000 Meter bevorzugt. Dort oben weiss sie jeder Hirt und Geissbub zu finden, weiss aber auch, dass die Wurzel wie ein Geizhals am Irdischen hängt, so schwer ist sie auszugraben.
Die Pflanze wird 30 bis 100 Zentimeter hoch; ihr Stengel ist gerillt und entspringt einem dicken, braunen Wurzelstock; die einfach oder zweifach dreigeteilten Blätter sind lederartig derb und auf der Unterseite leicht behaart; die weissen oder rötlichen Blüten stehen in Dolden. Die Meisterwurz blüht im Juli und August.
Der berühmte Einsiedler Doktor Theophrastus Bombastus Paracelsus führte diese Wurzel immer mit sich und vollbrachte damit die reinsten Wunderkuren. Er brauchte sie vor allem bei äusseren und inneren Vergiftungen. Auch die moderne Pflanzenheilkunde hält die Meisterwurzwurzel in hohen Ehren, denn sie ist ungemein wärmend und entgiftend.
Am einfachsten ist die Anwendung in Pulverform. Wo ansteckende Krankheiten wie die Grippe drohen, ist es vorteilhaft, täglich einen Teelöffel voll Meisterwurzpulver in einem Glas Rotwein einzunehmen. Ein Tee von Meisterwurz hilft bei inneren Blutungen, bei inneren Vergiftungen und Durchfall. Meisterwurzsalbe bereitet man folgendermassen: Blätter und Wurzeln werden zu Pulver gemahlen und gut mit Olivenöl vermischt. Diese Salbe heilt infizierte Wunden. Auflagen mit der Salbe lösen auch schmerzhafte Gichtknoten auf. Bei Schnupfen hilft eine Prise Meisterwurzpulver oder das Einatmen von Meisterwurzdämpfen.
Standort: Alpenpflanze, vorzugsweise in Höhen von 1300 bis 2000 Meter.
Blütezeit: Juli und August.
Sammelzeit der Wurzel: Herbst.

Melisse, Zitronenmelisse *(Melissa officinalis)*
Die Heimat der Melisse ist Südfrankreich und Korsika, wo sie wild gedeiht; bei uns wird sie in Gärten gezogen. Ihr vierkantiger Stengel wird meterhoch; die Blätter sind eiförmig und schwach behaart; die Blüten, die im Juli und August erscheinen, sind klein und weiss. Die Vermehrung geschieht bei der Gartenkultur meist durch Teilung alter Pflanzen, kann aber selbstverständlich auch durch Samenkeimung geschehen. Die Gartenmelisse ist winterhart, riecht angenehm nach Zitrone und hat eine wärmende Kraft. Sie sollte in keinem Kräutergarten fehlen. Die alten Griechen schätzten die Melisse sehr hoch und gaben ihr den schönen Namen, der «Biene» bedeutet.
Die Pflanzenheilkunde verwendet die Melisse vor allem zur Nerven-, Herz- und Magenstärkung. Der Melissentee ist der Trost der Frauen: Er macht leicht ums Herz und wird daher besonders den Kindbetterinnen zur Herzstärkung verabreicht; er nimmt Schwindelgefühle, Depressionen und Migräne, ist aber auch ein gutes Magenmittel. Von alters her wird Melissentee auch als Schönheitsmittel angewendet: Waschungen mit Melissentee entfernen nämlich allerhand Hautunreinheiten.
Berühmt ist der Pfefferminz-Melissengeist als Mittel gegen Übelkeit: Je 500 Gramm frische Pfefferminz- und Melissenblätter werden in einem grossen Einmachglas mit einem Liter Trink-Feinsprit übergossen, dann zugedeckt 4 bis 6 Tage der Sonne ausgesetzt oder an einem warmen Orte ziehen gelassen. Dann wird die Flüssigkeit abfiltriert, in Flaschen gefüllt und gut verkorkt aufbewahrt.
Standort: Gartenpflanze (kultiviert).
Blütezeit: Juli bis August.
Sammelzeit: Sommer.

Pfefferminze *(Mentha piperita)*
Von der Minze gibt es in der Schweiz nicht weniger als 18 Arten, von denen wohl die Pfefferminze *(Mentha piperita)* die bekannteste ist; sie ist es, die man meist in den Gärten antrifft. An Wasserläufen gedeiht die graue Bachminze *(Mentha aquatica);* auf den Äckern als Unkraut die Ackerminze *(Mentha arvensis)*; an sonnigen Steinhalden wächst die Edelminze *(Calamintha).* Alle diese Sorten und auch

die übrigen, hier nicht genannten können zu Heilanwendungen verwendet werden.
Minzen gehören eigentlich in alle Teemischungen wie das Salz in die Speisen, ausgenommen in jene Tees, die gegen Fieber und Entzündungen eingenommen werden. Der kluge Kräutersammler erntet die Minze zweimal im Jahr: Bei der ersten Ernte, Mitte Juli, streift er nur die Blätter ab, bei der zweiten Ernte jedoch, im September, schneidet er das ganze Kraut. Das Sammelgut wird am Schatten sorgfältig gedörrt.
Minzentee wird nie gekocht, sondern bloss angebrüht. Er wirkt ausnehmend gut zur Auflösung festsitzender Krankheitsstoffe, die allgemeines Unwohlsein verursachen, stärkt Herz und Magen. Längerer Genuss von Minzentee, mit Honig gesüsst, nimmt alten Leuten das Keuchen und den schweren Atem, da der Tee überall erwärmt und den Wasserabgang fördert.
Minzengeist ist das erste Hilfsmittel bei Koliken, Schwindel und Migräne. Man bereitet ihn folgendermassen: Die Minze wird zerhackt, in Branntwein angesetzt und acht Tage lang der Sonne ausgesetzt. Dann wird die Flüssigkeit abgefiltert und in Flaschen aufbewahrt.
Minze ist ferner Bestandteil des Pfefferminz-Kamillengeistes, der wie folgt bereitet wird: Pfefferminze und Kamille werden zu gleichen Teilen in einem Glas angesetzt, das ein Drittel Trink-Feinsprit (40%) und zwei Drittel Wasser enthält. Das Ganze wird acht Tage der Sonne ausgesetzt oder an einem warmen Ort ziehen gelassen, danach wird die Flüssigkeit abgefiltert und in Flaschen aufbewahrt. 20 Tropfen, verdünnt mit dreimal so viel Wasser, ist ein Stärkungsmittel bei Unwohlsein und Übelkeit.
Auflagen von frischen Minzenblättern auf den Kopf nehmen Schnupfen und Kopfschmerzen.
Standort: Pfefferminze *(Mentha piperita)* als kultivierte Gartenpflanze, Bachminze *(Mentha aquatica)* an Wasserläufen, Ackerminze *(Mentha arvensis)* als Unkraut auf Äckern, Edelminze *(Calamintha)* an sonnigen Steinhalden.
Blütezeit und Sammelzeit: Sommer.

Ringelblume *(Calendula officinalis)*
Die Ringelblume ist eine der bekanntesten Zierblumen in unseren Gärten. Der aufrechte, verästelte Stengel wird 30 bis 40 Zentimeter hoch. Die Blätter sind lanzettlich und am Rand fein gezähnt; vom Juni bis in den Oktober hinein blühen ihre grossen, goldgelben bis orangefarbenen Blütenköpfe. Ein Beet Ringelblumen ist aber nicht bloss eine dankbare Gartenzier, sondern eine gute Hausapotheke gegen vielerlei Gebresten.
Auflagen von frischen, zerquetschten Ringelblumenblättern heilen Eiterungen und Verbrennungen. Dieselbe Heilwirkung hat eine Ringelblumensalbe, hergestellt aus zerquetschten Blättern und Blüten, die man mit Erdnussfett aufkocht. Ebenfalls aus Blüten und Blättern lässt sich durch Einlegen in Branntwein eine Ringelblumentinktur herstellen, die auch Warzen und Hühneraugen vertreibt.
Mit Ringelblumentee dagegen sollte man vorsichtig sein, besonders Leute mit schwachem Magen. Zur Hälfte mit Tausendgüldenkraut vermischt, ergibt es aber dennoch einen heilsamen Frauentee, der auch bei Leber-, Gallen- und Milzleiden, sogar bei Magengeschwüren angewendet werden darf.
Standort: Als Zierblume im Garten.
Blütezeit und Sammelzeit: Juni bis Oktober.

Rosmarin *(Rosmarinus officinalis)*
Der Rosmarin wird bei uns als Gartenstrauch oder als Zimmerpflanze in Töpfen gezogen. Ihre zahlreichen Stengeläste werden über einen Meter hoch. Die fast tannennadelschmalen, lederartigen Blätter sind oben grün, auf der Unterseite weissfilzig. Die kleinen Blüten sind schön blassblau; sie blühen im Mai und Juni.
Rosmarinwein ist ein vorzügliches Mittel zur Herzstärkung. Er wird folgendermassen zubereitet: Man zerhackt frische Zweige oder gedörrte Nadeln, lässt sie acht Tage in Weisswein ziehen und filtert ihn dann in Flaschen ab. Statt Weisswein kann man auch einen guten Branntwein nehmen, dann erhält man einen Rosmarinlikör.
Rosmarinöl ist ein wirksames Einreibungsmittel bei Gicht und gelähmten Gliedern. Dazu legt man Rosmarinzweige in gutes Olivenöl und filtriert das Öl nach 8 bis 10 Tagen ab.

Standort: Kultiviert als Topf- und Gartenpflanze.
Blütezeit und Sammelzeit: Mai bis September, im Süden ganzjährig.

Salbei *(Salvia officinalis)*
Salbei gibt es in verschiedenen Sorten. Bekannt ist die blau blühende, 50 Zentimeter hohe Wiesensalbei; in den Bergen gedeiht die gelb blühende, klebrige Salbei; in den Gärten zieht man die aus Kreta stammende Gartensalbei, die stark würzig riecht und die kräftigste des ganzen Geschlechts ist.
Salbei stand bei den Alten in so hohem Ansehen, dass ein altrömischer Dichter schreiben konnte: «Cur moreretur homo dum salvia crescit horto?» – «Wie kann der Mensch sterben, solange Salbei in seinem Garten wächst?» Die Pflanze ist fast ein Universalheilmittel und sollte daher in keinem Hausgarten fehlen. Ihre Pflege ist einfach, denn sie gedeiht in jedem Erdreich. Man steckt zur Fortpflanzung einfach verholzte Salbeizweige in den Boden und drückt sie fest an. Noch im gleichen Jahr wird sich ein schöner Stock bilden. Die von den Gärtnern gezogene Ziersalbei, *Salvia splendens,* mit den hell leuchtenden, roten Blütendolden hat jedoch keine Heilkräfte.
Salbei ist eine ausgesprochene Sonnenpflanze: Sie duftet stark bei Sonnenlicht, und ihr Ölgehalt steigert sich an warmen Sonnentagen um ein Vielfaches. Darum soll man Salbei nur bei schönem Wetter pflücken und dann im Halbschatten trocknen lassen. In der Naturheilkunde werden die Blätter und die Blüten, grün und gedörrt, gebraucht.
Leicht herstellen lässt sich ein prima Salbei-Gurgelwasser: Die frischen, etwas zerquetschten Blätter werden in Trink-Feinsprit (40%) angesetzt, acht Tage an die Sonne gestellt und dann durch ein Tüchlein gefiltert. Zur Zubereitung des Gurgelwassers genügt dann ein Teelöffel voll von dieser Tinktur auf ein Glas Wasser. Sänger und Menschen mit empfindlichem Hals sollten dieses Mittel allen künstlichen Gurgelwassern vorziehen.
Starke Salbeiabkochungen geben eine ausgezeichnete Badeessenz. Solche Bäder stärken den Unterleib und heilen Hauterkrankungen. Regelmässige Kopfwaschungen mit Salbeiabkochung machen die Haare fein und glänzend.

Die Alten rühmten die Salbei wegen ihrer guten Wirkungen auf Magen, Nieren und Blase. In all diesen Fällen ist die vorzüglichste Anwendung der Salbeitee. Dabei ist aber eine interessante Tatsache zu beachten: Schwacher Salbeitee wirkt schweisstreibend, starker aber gerade umgekehrt. Starker Salbeitee vertreibt den Nachtschweiss, an dem oft besonders Lungenkranke, junge Leute in den Entwicklungsjahren und Frauen in den Wechseljahren leiden. Schwangeren Frauen ist der tägliche Genuss von einer Tasse Salbeitee anzuraten. In Zeiten von ansteckenden Krankheiten trinke man fleissig Salbeitee. Wer gute, frische Zähne haben will, spüle und gurgle regelmässig mit Salbeitee, der überdies auch üblen Atem behebt.
Standort: Kultiviert als Gartenpflanze.
Blütezeit: Juni und Juli.
und Sammelzeit: Mai bis Juli.

Sanikel *(Sanicula europaea)*
Das Sanikelkraut finden wir in etwas feuchten Buchenwäldern. Seine Blätter sehen denen des giftigen Hahnenfusses *(Ranunculus arvensis)* zum Verwechseln ähnlich. Es blüht im Mai und Juni mit weissrötlichem Köpfchen. Die Früchte sind kugelartig und dicht mit hakenförmigen Stacheln besetzt. Die Sanikel ist ein altberühmtes wärmendes und stärkendes Heilkraut. Ihr Geschmack ist allerdings so unangenehm, dass man die trinkbaren Sanikelanwendungen unbedingt mit gutem Bienenhonig süssen muss.
Auflagen von frischem, zerstossenem Sanikelkraut heilen alle Arten von Wunden und stillen Blutungen. Sanikeltee ist sehr wirksam bei Magen- und Darmverschleimung, Magengeschwüren und Durchfall, ferner bei Brustverschleimung und bei zu starker Menstruation. Für diese Leiden nimmt man morgens und abends je eine Tasse mit Honig gesüssten Tee. Den Tee bereitet man am einfachsten folgendermassen: Im Sommer gräbt man das Sanikelkraut samt der Wurzel aus, wäscht die ganze Pflanze gründlich und kocht sie mit Zugabe von Honig und Süssholz zu einem wirksamen Teetrank. Im Winter bereitet man sich den Tee mit Sanikelpulver, das nicht weniger heilkräftig ist als die grüne Pflanze.

Die Abkochung von Sanikel ergibt ein ausgezeichnetes Gurgelwasser bei Kehlkopfleiden und wundem Zahnfleisch.
Um Verwechslungen mit dem giftigen Hahnenfuss vorzubeugen, ist es ratsam, die Sanikel in der Blütezeit zu sammeln. Die Pflanze wird dann an der Sonne gedörrt. Für den Winterbedarf wird die gedörrte Pflanze ohne Rückstand zu Pulver zerrieben.
Standort: Feuchte Laubwälder bis auf 1400 Meter Höhe.
Blütezeit und Sammelzeit: Mai bis Juni.

Schachtelhalm *(Equisetum arvense)*
Der Ackerschachtelhalm *(Equisetum arvense)* gilt in den Botanikbüchern als «lästiges, schwer ausrottbares Unkraut»; nicht besser ergeht es dem Winterschachtelhalm *(Equisetum hiemale)*, während der alpine Schachtelhalm *(Hippuris)* wegen seiner Tannwedelform etwas gnädiger davonkommt.
Diese verachteten Unkräuter sind vom allmächtigen Schöpfer jedoch mit viel Heilkraft ausgestattet worden, was schon den alten Arabern und Griechen bekannt war. Tee von Ackerschachtelhalm leistet sehr gute Dienste bei Nieren- und Leberleiden. Der Patient trinke davon täglich zwei- bis dreimal je eine halbe Tasse. Dabei merke man sich wohl: Der bescheidene Schachtelhalm ist wegen seines Kieselsäuregehalts sehr stark; soll also der Tee nicht den Magen angreifen, mische man zum Schachtelhalm immer eines der Magenkräuter Salbei, Tausendgüldenkraut oder Wacholder.
Auflagen von frischem, zerquetschtem Schachtelhalm bringen Quetschungen, Schnitt- und Stichwunden zu rascher Heilung.
Standort: Feuchte Wiesen bis auf 1800 Meter Höhe.
Sammelzeit der grünen Triebe: Sommer.

Schafgarbe *(Achillea millefolium)*
Die «garbe» im Namen dieses Heilkrauts hat nichts mit der Korngarbe zu tun, sondern kommt vom althochdeutschen *garvan*, das heisst «heilen». Der Name bedeutet also ungefähr «Schafheilkraut». In Estland heisst sie Beilhiebkraut, in Ungarn Blutkraut, in Friesland Wundheiler. Alle diese Namen deuten auf die vornehme Heilkraft dieser Pflanze hin.

Die Schafgarbe gedeiht in vielen Arten von der Ebene bis in die Hochalpen hinauf; in der Schweiz zählt man zwanzig verschiedene Arten. Die bekannteste Art ist die auf Wiesen, an Waldrändern und Wegen wachsende Art *Millefolium* (Tausendblatt). Von sämtlichen Arten sind Blätter und Blüten, frisch und gedörrt, heilsam. Die wirksamsten aber sind die kleinen Bergarten, die man *Iva (Achillea moschata)* nennt und die sich durch einen besonders würzigen Geruch auszeichnen.

Die Schafgarben der Ebene werden bis zu einem halben Meter hoch, sie blühen von Juni bis Oktober mit kleinen, weissen oder roten Blütenköpfchen. Die alpinen Iva-Arten werden 10 bis 30 Zentimeter hoch; sie blühen im Juli und August mit weissgelblichen Strahlenblüten. Ein altes Sprichwort sagt: «Schafgarb' im Leib, tut gut jedem Weib!» Und wirklich sollte jede Frau sich einen Vorrat von Schafgarbe anlegen; denn ihre Heilkräfte stärken die Eingeweide, die inneren Schleimhäute und die Unterleibsorgane, sie beheben Krämpfe, zu starken Blutfluss, regulieren die Periode, vorausgesetzt, dass der Stuhlgang in Ordnung ist. Bei Frauenleiden ist deshalb eine längere Kur mit Schafgarbentee angezeigt; die tägliche Dosis betrage zweimal eine halbe Tasse. Schafgarbentee ist ferner heilsam für den Magen.

Standort: Wiesen, Waldränder, an Wegen.

Blütezeit: Juni bis Oktober, alpine Iva-Arten Juli bis August.

Sammelzeit: Sommer.

Schlüsselblume *(Primula officinalis)*

Die Schlüsselblume ist ohne Zweifel die Lieblingsblume der Kinder, erstens weil ihre Blüten im April und Mai die schöne Jahreszeit verkünden, zweitens weil sie gar seidenzarte Kelche tragen und drittens meistens wunderfein riechen.

Es gibt verschiedene Arten von Schlüsselblumen. Die blassblühende Art mit fingerhohem Stengel und schwachem Duft, das dunkelgelbe Blümchen mit ganz feinem Duft, sodann das blassblühende auf hohem Stengel mit starkem, angenehmem Duft und schliesslich die Alpenschlüsselblume mit grossen, mehlbestreuten, dunkelgelben Blüten und sehr starkem, angenehmem Duft. In den Gärten werden

noch verschiedene Arten, wie Aurikel und Flaumprimel, in zahlreichen Farbenspielarten und Kreuzungen gezogen.
Die Schlüsselblume ist eines der feinsten Teekräuter. Allen Sorten ist gemeinsam, dass sie die Nierentätigkeit fördern, Harnsäure und Schleim ausführen. Je stärker ihr Duft, desto heilkräftiger ist die Sorte.
Am feinsten sind natürlich Teezubereitungen aus frischen Schlüsselblumen; doch behalten sie auch gedörrt den grössten Teil des Aromas und der heilsamen Kräfte, sofern man das Dörren sorgfältig vornimmt. Man verfährt am besten so: Die frisch gepflückten Blumen werden einen vollen Tag der Sonne ausgesetzt, wodurch sie halb gedörrt werden, dann lässt man sie drei bis vier Wochen fein verzettelt im Schatten, hernach, wenn sie ganz dürr scheinen, setzt man sie nochmals vier bis fünf Stunden der Sonnenbestrahlung aus und bewahrt sie dann, leicht zugedeckt, ja nicht fest verschlossen, an trockenem Orte auf.
Schlüsselblumentee ist jedermann bekömmlich, sowohl dem Kind wie dem Greis, in kranken und in gesunden Tagen. Für einen ganz feinen Tee nimmt man frische Schlüsselblumen, übergiesst sie mit heissem Wasser und lässt sie etwa 20 Minuten ziehen, schüttet dann das Teekraut ab und süsst mit Honig. Dieser Tee ist herrlich goldgelb und aromatisch.
Standort: Trockene Wiesen, Waldränder bis auf 2000 Meter Höhe.
Blütezeit: April bis Mai.
Sammelzeit: Blüten April bis Mai, Wurzel im Sommer.

Silberwurz *(Dryas octopetala)*
Die Silberwurz wächst in den Hochalpen, von 1500 Meter an aufwärts. Sie breitet sich dort über die Felsen aus. Ihre Blätter sind auf der Oberseite grün, auf der Unterseite silbrig glänzend. Die Blüte trägt acht weisse, feine Blättchen.
Die Blätter der Silberwurz geben einen feinen Genusstee, der aber auch gesundheitlich ausgezeichnet ist, weil er die Nerven stärkt.
Standort: Hochalpen, von 1500 Meter an aufwärts auf Felsen.
Blütezeit: Frühjahr.
Sammelzeit der Blätter: Sommer.

Spierstaude, Moorgeissbart, Mädesüss *(Filipendula ulmaria)*
Der Wiesengeissbart ist eine der schönsten wildwachsenden Blumen unserer Gegend; um seiner stolzen, weissen Schönheit und der Heilkräfte willen nennen ihn die Franzosen Wiesenkönigin (Reine des prés).

Der Wiesengeissbart ist eine 80 bis 150 Zentimeter hohe Staude mit weissen, rötlich angehauchten Blüten, die in charakteristischen Trugdoldenbüschen stehen. Die grünen Blätter am sperrigen, stark faserigen Stengel sind gefiedert. Die Staude kommt auf feuchten Wiesen, in Gräben, Ried und an Bachufern häufig vor. Sie wird aber auch viel in Parkanlagen und Gärten als Zierpflanze angepflanzt.

In der Naturheilkunde war der Wiesengeissbart schon lange als harn- und schweisstreibendes Mittel bekannt, in neuerer Zeit kam noch die Entdeckung seiner besonderen Heilkräfte gegen alle rheumatischen Leiden hinzu, so dass der Wiesengeissbart heute als eine der vornehmsten Heilpflanzen gilt. In der Pflanzenheilkunde werden die Wurzeln, die grünen Blätter und die Blüten benützt. Auflagen von zerquetschten grünen Blättern heilen Schnitt- und Stichwunden.

Die Blüten, mit Salbei oder Tausendgüldenkraut als Tee zubereitet, haben die Kraft, Fieber zu brechen und Entzündungen zu mildern. Wiesengeissbarttee ist deshalb besonders angezeigt bei Durchfall, Fieber aller Art und Rheumatismus. Noch stärker und rascher wirkt die Heilkraft der Blüten, wenn man sie in Wein siedet und dem Kranken diesen Wein zu trinken gibt. Diese Anwendung empfiehlt sich vor allem bei rheumatischen Leiden.

Sammelgut und Sammelzeit: Die Blätter im Juni; die Blüten von Juni bis August, jeweils vor der Vollblüte; die Wurzeln im Frühling oder Spätherbst.

Standort: Feuchte Wiesen, Gräben, Riede, Bachufer, auch kultiviert als Zierpflanze in Parkanlagen und Gärten.

Sammelzeit: Blätter im Juni, Blüten Juni bis August, jeweils vor der Vollblüte, Wurzeln im Frühjahr oder Spätherbst.

Spitzwegerich *(Plantago lanceolata)*

Den Wegerich hat der liebe Gott an alle Wege gestreut, in alle Wiesen und Raine gesetzt, damit wir ihn stets bei der Hand haben; denn er ist unstreitig das erste, beste und häufigste aller Heilkräuter. In unserem Klima gibt es etwa sieben Sorten, und alle sind heilsam. Wir erwähnen hier die vier wichtigsten.

Auf den Wiesen wächst der Spitzwegerich *(Plantago lanceolata)* mit den lanzettlichen, saftreichen Blättern. Ebenfalls in den Wiesen finden wir den mittleren Wegerich *(Plantago media)* mit den eiförmigen, kurzgestielten Blättern. Der Bauer liebt ihn nicht sehr, weil seine am Boden aufliegende Blattrosette besseren Futterpflanzen den Platz streitig macht. Allenthalben an Wegen steht der Breitwegerich *(Plantago major)* mit den derben, langgestielten und oft handgrossen Blättern. In Höhenlagen von über 1800 Meter bis an die Schneegrenze wachsen die Sorten des Bergwegerichs *(Plantago alpina)*, die auch Ritzen genannt werden. Diese sind entschieden die heilkräftigsten; von den Wegerichsorten der Ebene ist der gemeine Breitwegerich der wirksamste, doch stehen ihm die andern in nicht viel nach. Die Pflanzenheilkunde verwendet alle Wegerichsorten, und zwar Wurzeln, Blätter, Blüten und Samen. Sie alle reinigen wie kein zweites Kraut Blut, Lunge und Magen, sind daher gut für alle, die wenig Blut, schlechtes Blut, schwache Lunge, schwache Stimme, bleiches Aussehen, Ausschläge haben oder ewig hüsteln, heiser sind, mager bleiben wie die Geissen.

Gegen Gicht ist ein Wegerichhonig besonders heilkräftig, zu dessen Bereitung man Wegerich in Wein und Honig kocht.

Einfach und doch in all den vielfachen Alltagsunfällen ganz ausserordentlich heilkräftig sind die äusserlichen Anwendungen des Wegerichs. Auflagen von zerquetschten Wegerichblättern entgiften Wunden von Insektenstichen und bringen Schnitt- und Schürfwunden zu rascher Heilung. Bei Ohrenschmerzen und Stechen in den Ohren träufle man einige Tropfen frischen Wegerichsaft in die Ohren, dann wird der Schmerz vergehen.

Standort: Verbreitet an Wegen und in Wiesen.

Blütezeit: Sommer.

Sammelzeit der jungen Blätter: Frühjahr vor der Blüte.

Stechpalme *(Ilex aquifolium)*
Die Stechpalme bevorzugt Buchenwälder, wo sie als Unterholz auftritt, meistens als Strauch, doch kann sie auch baumstark werden. Um ihrer immergrünen, glänzenden Blätter und der feurig roten Fruchtbeeren willen wird sie auch gerne in Parkanlagen angepflanzt. Tee von Stechpalmenblättern ist überaus wirkungsvoll zur Fieberbekämpfung und bei Entzündungen der Lungen und des Brustfells. Zur Zeit der letzten grossen Grippeepidemie, 1918/1919, brachte die Stechpalme vielfach auch dort Erfolg und brach das Fieber, wo alle chemischen Präparate versagt hatten.
Standort: Unterholz vorzugsweise in Buchenwäldern, kultiviert auch in Parkanlagen und Gärten.
Blütezeit: Frühjahr.
Sammelzeit der Blätter: Frühjahr bis Sommer.

Storchschnabel *(Geranium robertianum)*
Der Storchenschnabel kommt bei uns in neunzehn verschiedenen Arten vor. Als die beste gilt der wild wachsende Storchschnabel, *Geranium robertianum.* Den lateinischen Beinamen erhielt die Pflanze, weil sie vom Stifter des Zisterzienserordens, dem heiligen Robert, als Heilpflanze angepflanzt und vielseitig verwendet wurde. Sie galt als so heilsam, dass ihr eine frömmere Zeit als die unsere den Namen Gottesgnadenkraut gegeben hat.
Zur gleichen Familie gehört auch unsere Zimmergeranie. Der wilde Storchschnabel wächst allenthalben auf feuchten Mauern, auf Schutthaufen und unter schattigen Hecken. Die Stengel werden 20 bis 50 Zentimeter hoch und machen sich mit ihren handförmig geteilten Blättern gern recht breit. Vom Mai bis in den September blühen fleissig die pfirsichroten, von hellen Streifen durchzogenen Blümlein.
Alle Arten des Storchschnabels haben mächtig ziehende und auflösende Kraft.
Auflagen von frischem zerquetschtem Storchschnabel heilen frische Wunden, Schuppenflechte und Insektenstiche.
Bei Blasenleiden wird mit Erfolg die frische, zerquetschte oder auch die gedörrte und gekochte Pflanze auf die Blasengegend aufgelegt.

Bäder in Storchschnabelabkochung heilen Hämorrhoiden. Als Gurgelwasser ist Storchschnabeltee wirksam bei Kehlkopfentzündung.
Standort: Feuchte Mauern, Schutthaufen, schattige Hecken.
Blütezeit und Sammelzeit: Mai bis September.

Weisse Taubnessel *(Lamium album)*
Die Taubnessel ist sehr häufig an Wegrändern, an Zäunen, unter Gebüsch und auch als Unkraut im Garten anzutreffen. Sie gleicht im Blattwerk der Brennnessel und ist wie diese ein Kind des frühen Frühlings. Stehen sie aber einmal mit ihren lieblichen, glockenförmigen Blütenkelchen in Blüte – sie blühen von April bis in den Oktober hinein –, verwechselt sie kein Kind mehr mit der Brennnessel, denn erstens brennt sie nicht, und zweitens trägt sie farbige, Nektar enthaltende Blüten.
Nach der Blütenfarbe unterscheiden wir bei uns die weisse Taubnessel *(Lamium album)* und die Gold-Taubnessel oder Goldnessel *(Lamium galeobdolon)* mit goldgelben Blüten.
Alle Sorten kühlen und stillen Fieber. Tee von den Blättern und Blüten der Taubnessel ist heilsam bei Durchfall und Blasenentzündung. Das Teekraut ist 10 bis 15 Minuten zu sieden.
Für den Winterbedarf sammelt man Taubnesselblätter und -blüten und dörrt sie lange und gründlich an der Sonne.
Standort: Wegränder, Zäune, Gebüsch und als Unkraut im Garten.
Blütezeit und Sammelzeit: Sommer.

Tausendgüldenkraut *(Centaurium erythraea)*
Das Tausendgüldenkraut ist seit uralter Zeit bekannt als Magen- und Lebermittel. Es ist recht bitter, doch wie das Sprichwort sagt: Bitter dem Mund, dem Magen gesund!
Die 20 bis 30 Zentimeter hohe Heilpflanze wächst auf Wiesen, an sonnigen Waldlichtungen, auf grasigen Hügeln und in lichtem Gebüsch. Der vierkantige Stengel erhebt sich aus einer von umgedreht-eiförmigen Blättern geformten Bodenrosette, die Stengelblätter sind länglich-eiförmig und spitz. Die in gabeligen Trugdolden angeordneten Blümchen sind rosa; die Frucht ist eine längliche Kapsel, die viele kleine Samen birgt.

Wenn der Appetit fehlt, wenn die Speisen aufstossen, wenn es an Verdauungsleistung fehlt, hilft eine Tasse Tausendgüldentee. Bleichsüchtigen, Blutarmen, Mageren ist dieser Tee besonders zu empfehlen. Er beseitigt auch die Magenverschleimung und die Verschleimung der Luftwege bei alten Leuten.
Wer den Tee seiner starken Bitterkeit wegen nicht verträgt, soll ihn mit Wein und Honig mischen, jedoch nie mit Zucker süssen.
Standort: Wiesen, sonnige Waldlichtungen, grasige Hügel, lichtes Gebüsch.
Blütezeit: Juli bis Oktober.
Sammelzeit: Juli bis September. Die Pflanze an der Sonne dörren.

Thymian, Feldthymian *(Thymus serpylum)*
Thymian wird häufig als Gewürzkraut in Bauerngärten gezogen, wo er für einen sonnigen Standort und lockeren Boden sehr dankbar ist; im Winter muss er gegen Frost geschützt werden. Die Vermehrung geschieht durch Teilung der alten Stöcke. Aus einem verholzten, niederliegenden Stamm wachsen zahlreiche krautige Äste mit lanzettlichen Blättern und mit rosaroten Blütenköpfchen, die im Juni und Juli blühen. Ein wild wachsender Verwandter des Thymians ist der Quendel *(Thymus serpyllum)*, der häufig an sonnigen Hängen, steinigen Orten, an Waldrändern und auf Heiden vorkommt, auch bis hoch hinauf in den Alpen.
Dem Suchenden verrät sich der Thymian schon durch seinen wohlriechenden Duft; wie alle stark riechenden Pflanzen muss man ihn am Schatten dörren.
Thymian ist ein ausgezeichnetes Teekraut bei Magenverschleimung, Magenbrennen, für alle Beschwerden der Leber und der Gedärme; er reinigt auch die Lungen von Schleim und ist daher ein Bestandteil unseres Brusttees; er wirkt auch gut nach dem Genuss von schlecht verdaulichen oder verdorbenen Speisen. Thymian wird bei der Teebereitung nur überbrüht, nicht gekocht.
Bei Schorf oder Ausschlag infolge mangelhafter Ernährung kräftigt die Zugabe von Thymian die Nahrung. Ausschläge und Kopfschorf heilen, wenn sie mit Thymiansalbe behandelt werden.

Standort: Sonnig, lockerer Boden, kultiviert als Garten- und Topfpflanze. Der wilde Quendel *(Thymus serpyllum)* häufig auf steinigen Böden, an sonnigen Hängen, Waldrändern und Heiden, auch bis hoch hinauf in den Alpen.
Blütezeit und Sammelzeit: Juni bis August.

Vogelbeere *(Sorbus aucuparia)*
Die Vogelbeere ist die Frucht der Eberesche *(Sorbus aucuparia)*, dieses mässig hohen Baumes, der oft an Strassen und in Anlagen angepflanzt wird. Im Herbst trägt er massenhaft Trauben dicker, roter Beeren, die sehr bitter schmecken und deshalb eigentlich gern den Vögeln überlassen werden.
Frische Vogelbeeren sind aggressiv für den Magen. Gedörrt wirken sie, wenn man täglich dreimal 5 Beeren kaut, gegen Heiserkeit. Vogelbeeren sind reich an Vitamin C.
Standort: Oft an Strassen und in Anlagen angepflanzt.
Blütezeit: Frühjahr.
Sammelzeit der reifen Früchte: August bis September.

Wacholder *(Juniperus communis)*
Der Wacholder gedeiht von den Wüsten Afrikas bis weit hinauf in unsere Gebirge, bis in die Nähe des ewigen Schnees. Bei uns begegnet man zwei Sorten Wacholder: dem baumartigen Wacholder der Ebene und dem kriechenden Alpen-Wacholder, der dort gedeiht, wo kein Wald mehr aufkommt, zwischen Alpenrosen, Erika und Heidelbeeren.
Der Wacholder hat nadelförmige Blätter, die in auffallend dreizählig angeordneten Quirlen stehen. Diese Nadeln sind hart und spitz wie Dornen und deshalb ein guter Schutz gegen Wildfrass. Der Wacholder ist zweihäusig, das heisst, er bringt am selben Strauch männliche und weibliche Blüten hervor. Die weiblichen Blüten stehen auf verstümmelten Kurztrieben; ihre Schuppenblätter werden nach der Befruchtung fleischig und schliessen sich zu Beeren zusammen. Diese Beeren sind im unreifen Zustande grün und werden erst im zweiten Jahr, wenn sie reifen, blauschwarz.

Der Wacholder wurde schon von den alten Römern als Heilpflanze hoch geschätzt; sie nannten ihn deshalb *Juniperus*, das heisst der Göttermutter Juno geweiht. Die Verwendung in der Naturmedizin ist auch heute noch mannigfach. Man sammelt nicht nur die Beeren, sondern auch das Wacholderreisig in ganzen Bündeln, die man unter dem Vordach oder auf der zugigen Laube langsam dörrt.
Wacholderzweige und Wacholderbeeren gebraucht man für die Leiden des Magens, der Leber, der Nieren und gegen Rheumatismus. Die Beeren sind besonders dem Magen und den Gedärmen sehr nützlich. Wer sich dort schwach fühlt, geniesse täglich 3 bis 5 Wacholderbeeren, aber nicht auf einmal, sondern verteilt über den ganzen Tag. Diese Kur setze man 4 bis 6 Wochen fort, das hilft den Magenschwachen wieder auf die Beine.
Tee von Wacholderreisig reinigt Nieren, Blase, Magen und Gedärme. Das Reisig ist dazu stark zu sieden und vom Tee sind täglich 1 bis 2 Tassen zu geniessen.
Wacholdermus (Latwerge) ist ein ausgezeichnetes Entschlackungsmittel und ein erfolgreicher Helfer zur Förderung der Wasserabsonderung. Man gewinnt das Mus durch Auskochen der zerstossenen Beeren und vorsichtiges Eindampfen des Abgegossenen bis zu Sirupdicke.
Gegen Gicht und Rheumatismus nahmen schon die alten Römer Bäder in einer Abkochung von Wacholderreisig.
Standort: Magere Moorböden, lichte Wälder, trockene Berghänge bis auf 2200 Meter Höhe.
Blütezeit: April bis Mai, die kleinen Blüten sind jedoch kaum sichtbar.
Sammelzeit der reifen (blauen) Scheinbeeren: Herbst.

Waldmeister *(Galium odoratum)*

Der Waldmeister ist ein bekanntes und beliebtes Kräutlein mit vielen vierkantigen, 10 bis 20 Zentimeter hohen Stengeln. Die kleinen lanzettlichen Blätter stehen quirlig um den Stengel. Wir finden das Pflänzchen im Mai und Juni, wo es leicht an seinen weissen Sternblüten zu erkennen ist, in schattigen und doch etwas lichten Wäldern. Der Waldmeister strömt einen angenehmen Geruch aus, der

ihm auch in getrocknetem Zustand erhalten bleibt, wenn man ihn an einem schattigen und luftigen Ort rasch dörrt.
Dieses liebliche Pflänzchen stärkt das Herz und reinigt die Leber. Der nur angebrühte Tee von gleichen Teilen Waldmeister und Schlüsselblume ergibt ein gutes Heilmittel bei Milz- und Leberleiden.
Viele bereiten sich aus Waldmeister den beliebten Maitrank. Die frischen Kräutlein, Stengel mit Blättern und Blüten, werden dazu etwas zerquetscht und eine halbe Stunde in gutem Weisswein ziehen gelassen. Dann siebt man ab und fügt nach Belieben Honig dazu. Man soll davon aber nie mehr als ein bis zwei Glas trinken.
Standort: Schattige und lichte Wälder.
Blütezeit und Sammelzeit: Mai bis Juni.

Wallwurz, Beinwell *(Symphytum officinale)*
Der Beinwell ist ein bis zu 80 Zentimeter hohes, sehr rauhes und buschiges Gewächs mit roten oder weissen Blumen. Heute wird in der Naturheilkunde nur mehr die Wurzel gebraucht, die aussen kohlschwarz, innen aber lilienweiss ist.
Von der Heilkraft dieser Pflanze zeugt schon ein Rezept des römischen Militärarztes Glauken (gest. 1180 v. Chr.). In seinen Verordnungen heisst es: «Bei Knochenbrüchen, Quetschungen und Blutergüssen soll man alle Tage ein Pflaster aus dem Wurzelbrei der *Symphytum* auflegen; zudem sollen die verwundeten Soldaten einen Kraftwein erhalten, der aus derselben Wurzel bereitet ist.» Der aus dem Althochdeutschen stammende Name «Beinwell» besagt, dass die Wurzel die Knochen wieder zusammenbringt.
Die Beinwellwurzel verwendet man äusserlich zur Heilung von Wunden, Schrunden, Brüchen, selbst Leistenbrüchen.
Aus der sehr schleimhaltigen frischen Wurzel wird unter Zuzug anderer Pflanzen wie Blutwurz und Silberwurz eine Heilsalbe hergestellt. Das aus frischen Beinwellwurzeln hergestellte Pflaster ist heilkräftig bei der Nachbehandlung von Knochenbrüchen, Quetschungen und Knochenhautentzündung.
Standort: Wald- und Wegränder bis auf 1500 Meter Höhe.
Blütezeit: Sommer.
Sammelzeit der Wurzel: Herbst.

Die Teerezepte von Pfarrer Künzle

Die wohl einfachste Anwendung von Heilpflanzen ist der Aufguss mit Wasser (Kräutertee). Auch Pfarrer Künzle hat schon gewusst, dass sich nicht alle Heilpflanzen gleichermassen als Kräutertee eignen. Dies liegt daran, dass nicht alle Wirkstoffe der verwendeten Kräuter gleich gut wasserlöslich sind. Darum hat Pfarrer Künzle seine Heilpflanzen auch zu Pulvern, Kräutertabletten (den legendären «Lapidar-Tabletten»), Ölen usw. verarbeitet.
Pfarrer Künzle verordnete als Basistherapie immer Teemischungen. Zur Herstellung seiner Kräutermischungen benötigte er selten eine Waage. Seine Masseinheiten für Tees waren meist «eine Handvoll» oder «eine Prise». So gilt für die nachfolgenden Mischungen die Regel, die angegebenen Kräuter je zu gleichen Teilen zu mischen. Wo dies in Ausnahmefällen nicht gilt, wie etwa beim Kreislauftee, ist dies speziell erwähnt.

Heilkräutertees

Tee- oder Kräutermischungen bestehen aus 2 bis 10 verschiedenen Heilpflanzen. Diese werden in ungefähr gleich grosse Teilchen geschnitten und dann gemischt.
Die Zusammensetzung der Mischung erfolgt nach bestimmten Grundregeln:
Es werden Pflanzen mit ähnlich wirkenden Heilkräften gemischt, um die erwartete Wirkung zu verstärken.
Man kombiniert Heilpflanzen, deren Wirkstoffe sich gegenseitig aktivieren, zum Beispiel schleimhaltige Pflanzen mit Gerbstoffen usw.
Man kombiniert die Heilpflanzen so, dass verschiedene Organe angeregt beziehungsweise beruhigt werden.

Abführtee

Enthält Anis, Kümmel und Fenchel. Gegen Verstopfung, mangelhafte Darmtätigkeit, Völlegefühl, Blähungen. Zur Stuhlförderung bei Diätkuren.

Blasentee (siehe auch Nieren-Blasen-Tee)
Enthält Bärentrauben, Birkenblätter und Goldrutenkraut. Bei Beschwerden der Harnwege wie Blasenkatarrh, Harndrang, Blasenentzündung. Alle 2 Stunden ½ Tasse trinken.

Blutdrucktee (bei hohem Blutdruck)
Enthält Mistel, Weissdorn und Melisse. Unterstützendes Kurmittel bei hohem Blutdruck, Arterienverkalkung, Zirkulationsstörungen, Schwindelgefühlen.

Entschlackungstee
Enthält Stiefmütterchenkraut und Löwenzahn. Fördert die Ausscheidung von Abbaustoffen aus dem Blut. Empfehlenswert zu Teekuren von 2 bis 3 Wochen im Frühjahr und Herbst bei unreiner Haut, Akne, Darmträgheit.

Bronchial- und Hustentee (Brusttee)
Enthält Anis, Fenchel, Quendel und Süssholz. Löst zähe Verschleimung in den Atemwegen und erleichtert das Aushusten. Stündlich ½ Tasse mit Honig gesüssten Tee trinken.

Diättee zur Unterstützung von Diabetestherapien
Enthält Bohnenschalen und Heidelbeerblätter. Empfehlenswert als Alltagsgetränk für Zuckerkranke. Der Tee vermag nach der Volksheilkunde oft den Blutzuckerspiegel zu senken.

Erkältungstee
Enthält Holunderblüten, Spierblumen, Lindenblüten, Spitzwegerich und Quendel. Bei Erkältungen, Grippe, Fieber. Wirkt schweisstreibend. 1 bis 2 Tassen abends heiss trinken und im Bett schwitzen.

Magentee
Enthält Enzianwurzel, Kümmel, Fenchel und Kamille. Bei Verdauungsbeschwerden; regt die Bildung von Verdauungssäften an, fördert den Appetit. 1 Stunde vor den Mahlzeiten 1 Tasse davon trinken.

Nerven-Schlaftee

Enthält Baldrian, Hopfen, Melisse, Minze und Rosmarin. Nervenberuhigungs- und Einschlafmittel bei Stress, nervösen Spannungen, überreizten Nerven. 3 Tassen täglich zwischen den Mahlzeiten einnehmen.

Nierentee

Enthält Zinnkraut, Goldrute, Hagebutten, Birkenblätter. Fördert die Harnausscheidung, wenn die Nierenfunktion gestört ist.

Nieren-Blasen-Tee

Enthält Birken- und Bärentraubenblätter, Zinnkraut, Goldrute und zerstossene Wacholderbeeren. Bei Erkältungen der Blase und der Nieren mit Beschwerden beim Wasserlösen. Alle 2 Stunden ½ Tasse Tee trinken.

Rheumatee

Enthält Spierblüte und Birkenblätter. Zur unterstützenden Behandlung bei rheumatischen Erkrankungen. Täglich 3 bis 4 Tassen zwischen den Mahlzeiten trinken.

Die richtige Teezubereitung nach Pfarrer Künzle

Früher wurden Heilkräutertees häufig gekocht oder «gesotten», wie man in vielen Anleitungen liest. Dadurch wurden viele Wirkstoffe zerstört und Aromastoffe verdampften. Heute bevorzugt man ein schnelleres und schonenderes Verfahren, das aber oft die Heilkräfte ungenügend freisetzt; sie bleiben im Kraut und zu wenig davon geht in den Tee über. Wie macht man es also richtig?

Aufguss (für Blüten und weiche Blätter)
Die Kräuter mit kochendem Wasser übergiessen, 10 Minuten zugedeckt ziehen lassen und dann abseihen.

Abkochung (für Blätter, Stengel und weiche Wurzeln)
Die Kräuter in kaltem Wasser etwa ½ Stunde einweichen, dann kurz aufkochen, 10 Minuten zugedeckt ziehen lassen und abseihen.

Auszug (für Süssholzwurzel usw.)
Die Kräuter 1 bis 3 Stunden in Wasser einweichen, dann kurz aufkochen, 10 Minuten zugedeckt ziehen lassen und abseihen.

Kaltwasserauszug (Bärentraubenblätter, Baldrianwurzeln, Leinsamen, Eibischwurzeln)
Die Kräuter 6 bis 8 Stunden in Wasser einweichen; den Tee nur zum Trinken erwärmen.

Dosierung
Als Grundregel gilt: 1 Esslöffel Kräuter auf ½ Liter Wasser.

Die wichtigste Regel beim Teegenuss
Gönnen Sie sich 10 Minuten für Ihre Teepause, in der Sie darüber nachdenken, was die momentanen Beschwerden verursacht haben könnte. Das ist schon der erste Schritt zur Besserung.

Viele dieser alten Hausmittel oder Heilverfahren werden heute wieder neu entdeckt. Viele dieser Verfahren wirken äusserlich auf die Haut und damit auch auf bestimmte Organe oder Körperfunktionen, wirken beruhigend, entzündungswidrig, leiten Schwellungen und Blutergüsse ab oder lindern Schmerzen.

Blutreinigungs- und Entschlackungskuren

Die moderne Medizin lehnt den Begriff der «Blutreinigung» mit der Begründung ab, dass das Blut sich selbst reinige. In der Naturheilkunde vertritt man aber nach wie vor die Meinung, dass bei Bewegungsmangel, vorwiegend in den Wintermonaten, Stoffwechselschlacken ungenügend ausgeschieden werden. Sie blockieren in den Blutgefässen und Organgeweben den Austausch von Sauerstoff und Energiespendern; sie sollen auch die Ursache für die sogenannte Frühjahrsmüdigkeit und für «unreine Haut» sein.
Obwohl die Zusammenhänge medizinisch gesehen etwas komplizierter sein mögen, verspürt der Mensch im Frühjahr das Bedürfnis nach einer innerlichen Reinigung, die auch in den alten Fastenvorschriften zum Ausdruck kommt. Um die über den Winter angesammelten Schlacken loszuwerden, regt man die Ausscheidungsorgane und die Erneuerung des Blutes mit geeigneten pflanzlichen Wirkstoffen und Vitaminen an. Diese sollen so dosiert werden, dass mindestens einmal täglich eine Darmentleerung stattfindet. Nebenbei die beste Gelegenheit, um gleich noch ein paar überflüssige Kilo Körpergewicht loszuwerden. Hier ein paar Vorschläge:

Feigenkur

Feigen regen mit ihrem hohen Gehalt an Fruchtzucker, Schleimstoffen und den kleinen Samenkörnchen im Fruchtfleisch die Darmtätigkeit an.

Man spült getrocknete Feigen gut ab und legt sie dann 4 bis 6 Stunden in wenig Wasser ein. Die nun weichen Früchte kaut man und trinkt das Einweichwasser dazu. 1 bis 3 Stück genügen, um eine tägliche Darmentleerung zu erzielen. Zerkleinerte Feigen sind auch eine ideale Beigabe zum Vollwert-Birchermüesli.

Brennnessel-Teekur

Tausende, besonders ältere Leute, sammeln im Frühjahr fern von Landwirtschaft und Verkehr Brennnesselblätter. Man schneidet die ganzen Schosse, die Hände mit Handschuhen geschützt, spült sie dann gründlich in Wasser und hängt sie gebündelt am Schatten zum Trocknen auf. Nach 8 Tagen lassen sich die dürren Blätter mühelos abstreifen.

Zwei- bis dreimal pro Jahr plant man eine Teekur: Täglich 1 bis 1½ Liter Brennnesseltee trinken. Man lässt den Teeaufguss nur 1 bis 2 Minuten ziehen, da sonst auch unerwünschte Inhaltsstoffe in den Tee übergehen. Menschen mit geschwächten Nieren sollten die Trinkmenge knapp dosieren. Diese Kur regt die Nieren kräftig an und schwemmt Stoffwechselschlacken aus, die Nierensteine oder rheumatische Entzündungen auslösen könnten.

Kräuterkuren für Herz und Kreislauf

Bärlauchkur

Sowohl Knoblauch wie Bärlauch haben einen günstigen Einfluss auf hohen Blutdruck, sofern man auch die Ernährung auf salzarm umstellt und Genussmittel wie Alkohol und Nikotin stark einschränkt. Die Wirkstoffe des Bärlauchs sind schwächer als jene des Knoblauchs; man riecht sie kaum in der Atemluft. Um einen schlechten Atem nach Knoblauchgenuss zu vermeiden, gibt es Knoblauchextrakt-Perlen, die sich erst im Magen und Darm auflösen.

Kräuterkissen und Kräuterbäder

Schlafkissen

Kräuterkissen, die man zum Schlafen unter den Kopf schiebt, verhelfen vielleicht zu angenehmeren Träumen, bei echter Schlaflosigkeit haben sie aber nur unterstützende Wirkung. In diesem Fall wirken Schlaftropfen oder Schlaftee weit zuverlässiger.

Kräuterbäder

Das Grundrezept für Kräuterbäder lautet: Für ein Vollbad gibt man 200 Gramm Kräuter in einen Sack aus Baumwoll- oder Leinengewebe, erhitzt diesen in 2 Liter Wasser und fügt Absud und Kräutersack dem Vollbad bei. Man kann dem Absud noch 1 Esslöffel Shampoo-Konzentrat beimischen, damit die Aromastoffe besser ins Wasser übergehen. Den Kräutersack verwendet man nach dem Bad noch zur Körpermassage.

Fertig gekaufte Kräuterbademischungen sind oft ziemlich teuer; Kräutern aus dem Garten, Lavendel, Rosmarin, Wacholder, Thymian, Melisse, Kamille, Schafgarbe, kleine Kiefernzweige, Weidenzweige, Huflattichblätter, Salbei, Schachtelhalm, Wallwurz usw., kommt man recht preiswert zu einem wohltuenden Kräuterbad.

Das warme Wasser von 32 bis 36 Grad Celsius regt bereits die Durchblutung stark an, leitet Reizstoffe aus entzündetem Gewebe ab, lindert Geschwülste und löst Verkrampfungen. Die im Wasser gelösten oder schwimmenden Wirkstoffe die aber hauptsächlich über die Atemluft und nur in geringem Masse über die Haut in den Körper gelangen, verstärken die Wirkung.

Wickel und Auflagen

Kalte Wickel

Sie dienen dazu, Fieber abzuleiten oder heisse Entzündungsherde zu kühlen.

Man taucht das Wickeltuch oder für Wadenwickel Baumwollstrümpfe in kaltes Wasser mit entsprechenden Zusätzen, zieht diese

an oder fixiert das Tuch an der Stelle, wo sich der entzündete Krankheitsherd befindet, mit einem Frottiertuch; der Wickel wird nach 8 bis 10 Minuten erneuert. Für eine stärkere Kühlung kann man der Lösung noch Eiswürfel beifügen. Falls nötig eine Plastikfolie als Unterlage verwenden, niemals aber direkt um den Wickel legen, denn die kühlende Wirkung beruht auf der Wasserverdunstung. Für kalte Körperwickel beachte man die genaue Anleitung in entsprechenden Broschüren (Kneipp usw.).
Um Fieber zu senken, besonders bei Kindern, sind Essigsocken beliebt, die man kalt-feucht über die Unterschenkel zieht. Man kann den Essig auch durch Arnikatinktur ersetzen. Kalte Wickel dienen auch zur Kühlung bei frischen Verstauchungen, Quetschungen und Zerrungen. Herzbeschwerden lindert man durch Eintauchen der Arme in kaltes Wasser (für ca. 10 Sekunden). Kalte Wickel mit Lehm oder Quark bleiben länger kühl und müssen weniger häufig erneuert werden.

Warme oder heisse Wickel

Im Gegensatz zum kalten Wickel, der Körperwärme ausleitet, führt der warme oder heisse Wickel Wärme zu. Die Durchblutung wird verstärkt, verspannte Muskeln und Sehnen werden gelockert, Krämpfe gelöst, Reizstoffe und Blutergüsse abgeleitet, Organfunktionen angeregt.
Die am meisten gebrauchte Warmanwendung ist der Heublumensack. Bei Entzündungen sind heisse Anwendungen zu vermeiden.

Der Heublumensack

Man kauft ihn fertig oder füllt Heublumen in einen Baumwollsack von 20 bis 30 Zentimeter Seitenlänge. Vor dem Erwärmen feuchtet man ihn leicht mit Wasser an, legt ihn dann auf ein Sieb über einen Topf mit Wasser, leicht erhöht über dem Wasserspiegel. Nun erhitzt man den Heublumensack im aufsteigenden Dampf oder im Dampfkochtopf bei geschlossenem Ventil während 10 bis 15 Minuten. Der feucht-heisse (aber nicht nasse!) Sack wird vorsichtig am entsprechenden Ort aufgelegt, eventuell muss man es mehrmals versuchen, bis der Patient die Wärme erträgt. Nun fixiert man ihn mit einem

Flanell- oder Wolltuch und lässt den Sack während 30 bis 40 Minuten am Ort. Anschliessend wird die erwärmte Körperstelle noch weiter mit einem Flanell- und Wolltuch warm gehalten.

Zwiebelwickel

Er ist als Hausmittel geradezu unentbehrlich, obwohl manch einer bei der Zwiebelprozedur die Nase rümpfen mag. Zwiebelwickel wirken sowohl durch die zugeführte Wärme wie durch die durch die Haut dringenden Wirkstoffe.

Zwiebelwickel lindern Entzündungen und leiten Reizstoffe ab. Nichts kann bei einer Bronchitis den zähen Schleim in den Atemwegen so gut lösen wie ein Zwiebelwickel. Bei Ohrenschmerzen legt man die Zwiebeln um die Ohren und befestigt sie mit einer Mütze.

So wird der Zwiebelwickel zubereitet: Man nimmt 2 bis 3 Zwiebeln, entfernt die äussere trockene Haut, schneidet die Knollen in grobe Stücke, legt diese zwischen die Lagen eines gefalteten Tuchs und quetscht sie mit einem Holzbrett flach. Nun legt man das Tuch mit den Zwiebeln auf einen heissen Pfannendeckel, der umgekehrt über einem Topf mit kochendem Wasser liegt, und erwärmt so den Wickel beidseitig. Bevor man ihn auflegt, wird die Haut an der vorgesehenen Stelle noch mit einem Zwiebelstück eingerieben. Nun den Wickel so heiss wie möglich auflegen, mit einem Stück Pergamentpapier abdecken und das Ganze mit einem Wolltuch oder einem wollenen Wäschestück fixieren. Man lässt den Wickel 2 bis 3 Stunden oder über Nacht einwirken. Nach dem Entfernen kann eine Wärmesalbe eingerieben werden, die dann auch den Zwiebelgeruch neutralisiert.

Kartoffelwickel

Weniger aggressiv als der Zwiebelwickel wirkt ein heisser Kartoffelwickel. Er vermag Wärme besonders lang zu speichern und eignet sich gut bei Rückenschmerzen, Blasenproblemen, Bronchitis und rheumatischen Beschwerden.

Er wird folgendermassen zubereitet: Man kocht 4 bis 6 Kartoffeln in der Schale weich, legt sie zwischen die Lagen eines zusammengefalteten, feuchten Tuchs, formt das Ganze zu einer Packung, die man nun mit der Hand flachdrückt. Nun legt man den Wickel, sobald die Wärme erträglich wird, auf den zu behandelnden Körperteil auf und lässt ihn 1 bis 2 Stunden einwirken. Dabei wird der Wickel mit einem Wolltuch fixiert. Nach dem Entfernen die Hautstelle weiter warm halten.

Kamillenkompresse

Man schätzt sie vor allem für ihre krampflösende Wirkung, bei Koliken, Magen-Darm-Krämpfen, Krämpfen bei der Menstruation und bei Einschlafstörungen.

Man nimmt ein Baumwolltuch und faltet es auf etwa 20 x 30 Zentimeter Grösse zusammen. Dieses Tuch taucht man dann in heissen Kamillentee, wringt es aus, legt es (körperwarm) auf den Bauch oder den Unterleib und deckt mit einem Wolltuch ab. Man lässt die Kompresse etwa 15 Minuten einwirken und legt dann eine frische Kompresse auf, bis die Krampfschmerzen nachgelassen haben. Sollten die Schmerzen nicht nachlassen, ist es ratsam, den Arzt zu konsultieren. Zum Anbringen eines Kamillenwickels rund um den ganzen Leib befolge man entsprechende Anleitungen.

Die legendären Kräuterpräparate von Pfarrer Künzle

Als Ergänzung zu den empfohlenen Kräutertees waren während vielen Jahrzehnten in ganz Europa die Lapida-Kräutertabletten, Beverol und viele andere Präparate bekannt. 1939 wurde nicht zuletzt zur Sicherung einer professionellen Heilmittelherstellung die Kräuterpfarrer Künzle AG gegründet, die 1954, neun Jahre nach dem Tod des Kräuterpfarrers, nach Minusio (bei Locarno) verlegt wurde, wo sich Fachleute der Herstellung der Künzle-Produkte annahmen und die Präparate allmählich den modernen Anforderungen der Naturheilkunde und den geltenden strengen Vorschriften anpassten. Durch die Umwandlung der Firma in eine gemeinnützige Stiftung geriet die Traditionsmarke, hauptsächlich auch unter dem Druck der strengen staatlichen Vorschriften für Naturheilmittel, etwas in Vergessenheit.

Der Weg zum neuen, modernen Naturheilmittel nach Kräuterpfarrer Künzle

Ende der 1990er Jahre erfolgte eine Wiederbelebung des von Kräuterpfarrer Künzle überlieferten Wissens und seiner Rezepturen. Der Tessiner Stefano Airoldi kaufte die Firma, weil er an die Marke «Kräuterpfarrer Künzle» glaubte und der Überzeugung war, dass das Wissen von Pfarrer Künzle nicht verloren gehen darf. Unter seiner Führung entstanden modernste, registrierte Naturheilmittel, hergestellt nach dem Wissen und nach der Philosophie des Kräuterpfarrers.

Synergie der drei F

Mit dem von ihm entwickelten System der «drei F» etablierte er ein Synergiesystem, das nicht nur die Organe selbst behandelt, sondern den gesamten Organismus und darüber hinaus auch den Energiehaushalt des Menschen.

Die drei F stehen für «fest», «flüssig» und «flüchtig».
Pflanzliche Wirkstoffe:

- in fester Form für die Organe
- in flüssiger Form für den Organismus (Wasserhaushalt)
- in flüchtiger Form für den Energiehaushalt des Körpers

Darreichungsformen

Nach modernen Erkenntnissen hergestellte Kräutertabletten, Kräuterextrakte in Kapseln, Lutschpastillen und Duftgläser mit ätherischen Ölen sind die neuen Darreichungsformen der «Kräuterpfarrer Künzle»-Präparate. Nicht nur in der Schweiz, sondern in vielen europäischen Ländern sind diese Naturheilmittel in Apotheken und Drogerien erhältlich. Wichtig ist die geschützte Marke «Kräuterpfarrer Künzle».

Die Pfarrer-Künzle-Stube im Freilichtmuseum Ballenberg

1987 wurde in Zusammenarbeit von Peter Oppliger mit den Schweizer Drogisten im Freilichtmuseum Ballenberg eine historische Drogerie mit einem bedeutenden Heilpflanzengarten eröffnet. Nach einigen Jahren konnten diese im «Haus von Herzogenbuchsee» ergänzt werden: Neben einer weiteren historischen Drogerie, die ursprünglich aus La Chaux-de-Fonds stammte, entstand in diesem Haus in neun Räumen eine permanente Ausstellung über die Geschichte der Naturheilkunde. Zwei grossen Pionieren der Naturheilkunde – Pfarrer Künzle und Dr. A. Vogel – ist dabei jeweils ein Raum gewidmet.

In der Pfarrer-Künzle-Stube stehen die Möbel aus seinem ehemaligen Studierzimmer. Zudem sind hier sein «Visitenkoffer», sein Spazierstock, sein Hut und die Taschenuhr zu sehen, die er regelmässig zum Auspendeln von Krankheiten und der dazupassenden Kräutermischungen verwendete. Auf dem Pult liegt das berühmte Kräuterbuch des Tabernaemontanus aus dem Jahr 1591, das für den Kräuterpfarrer ein regelmässig konsultiertes Werk war.

Stichwortverzeichnis